序

2015年，我即将到退休年龄，本想“闲庭信步享清晖，人寿天伦共举杯”，但承蒙同仁们的赏识与信任，邀我担任中华中医药学会养生康复分会的主任委员一职，我欣然接受了，一来因为我是中医出身，对中医有深厚的感情；二来我常年从事保健工作，深知养生保健对一个人的健康长寿是多么重要。

在养生康复分会工作期间，我结识了野山参鉴定专家方士福先生。方老年近耄耋，但神采奕奕，为名贵中药材鉴定技术的传承奔走忙碌。方老身为世界中医药学会联合会中药鉴定委员会常务理事，中国人民解放军总医院（301医院）中医院野山参博物馆副馆长，还担任北京市中医管理局首批试点建设的中医药传统技能传承工作室——方士福中医药传统技能传承工作室的导师，培养了一批名贵中药材鉴定工作者，赵海亮博士就是其中一员，有鉴于他的学术成就，方老推荐给了我。

赵海亮博士是2021年成为方老入室弟子的，跟随方老学习野山参鉴定技术。他是清华大学工学博士、北京中医药大学医学博士、中医执业医师。赵博士热爱中医，由理工学科转中医药学科，这样的学习经历实属少见，因此引起了我的兴趣。赵博士现在已经是临床多年的中医大夫了，不但对中医药临床有丰富经验，在中医养生方面也颇有心得，尤其对孙思邈先生“养生重在养性”的理论深有体会并用于临床实践，深受患者欢迎，于是将其经验及心得整理成书，蒙方老亲自携弟子登门请我修改云云，我被这一老一小的治学精神所感动。当我打开书稿细细阅读之后，为书中深入而流畅的论述所吸引、所触动，遂为其提笔作序。我认为本书有以下几个亮点。

一是书中关于养性的阐述，都是来自作者在临床实践中的观察感悟，以及日常生活中的切身体会。我能够感觉到，很多内容是源于生活，有感而发，娓娓道来，言之有物，绝非照本宣科。这就增加了本书的可读性，并有一种真实和亲切感。

二是作者认为，养性是身体－精神－生活－社会的健康整体观，一个人的身体健康、精神健康、生活状态和社会适应都是一个整体，疾病不是独立存在的，而是这个整体的一个侧面，是这个生命整体状态的投射。这个整体是牵一发而动全身的，各个侧面互相影响、互为因果。因此养生防病不能局限于身体这一方面，还必须百行周备，身心兼顾，使我们的精神、生活和社会适应等各个方面都保持良好的状态。这既是中医学的传统观念，也是非常先进的现代理念，是生物－心理－社会现代医学模式的发展方向。

三是作者认为，养性是修养并改变一个人的内在精神情志状态，主要涉及心性、情感、心理、心态、欲望、思维等精神层面的因素及其在日常生活中的各种具体表现。我们在日常生活中修心养性，对名利欲望的约束、对情绪的调适，以什么样的心态看待事物，以什么样的心理与人相处，以什么样的精神面貌面对生活，如何顺应自然规律和四时节律，如何把养性落实在饮食起居的方方面面，如何提高自己在生活中的幸福感等，这些都是养性的具体入手处，都昭示出养性对于养生的重要性。

四是作者对养性的论述源于中医学经典，又能结合传统修身文化，可谓学有所本、言有所据、融会贯通。本书以唐代医家孙思邈所著《千金要方》的养性内容为依据进行阐述，确保了其学术的传承性和论述内容的可靠性。作者认为《黄帝内经》讲“恬憺虚无，真气从之，精神内守，病安从来”，以及“其志闲而少欲，其心安而不惧”等，就是以养性为健康之本的思想渊薮。本书引用《道德经》《庄子》《大学》《中庸》《论语》等文化经典，阐述养性的思想和方法，是借他山之石，攻养性之玉。

养生已经成为当下人们普遍关注的问题，也是具有广泛社会效应的话题。在养生信息鱼龙混杂、保健方法满天飞的当下，身为养生领域的专业化学术机构，我们中华中医药学会养生康复分会有责任给大家更好的指引。作为一名多年工作在医疗卫生和养生保健领域的中医药工作者，我对于养生相关的内容更具有敏感性。当我读到本书之后，深深感觉其中的观点和理念于我心有戚戚焉，颇能引起我的共鸣。

因此，将此书推荐给大家，想必能够对大家有所裨益。

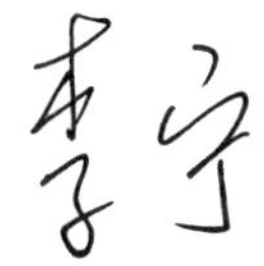

中华中医药学会养生分会主任委员

原卫生部保健局副局长

原中日友好医院党委书记

2024 年夏

导读

学习养生的第一部典籍是“孙思邈养性论”

一、生病是多么奢侈的事

在经济发展和科技进步的今天，人们物质条件优越，生活便利，大部分生活问题都有很好的解决方案。但在这种美好与富足的生活中，仍然有两个问题越来越成为人们广泛的困扰：一个是身体健康问题，另一个是精神健康问题。这两个问题其实是互相联系、互相影响、互为因果、密不可分的，可以合而言之为身心健康问题，且已经出现愈演愈烈之势，成为每个人在生活中绕不开的大考。

作为一名临床医生，笔者每天接触到各种各样的患者，对于人们在身心疾病过程中承受的痛苦和无奈感受很深。身心的折磨、家庭的变故、经济的损耗、劳动能力的丧失、亲人的离别……疾病带来的远不仅仅是身体上的痛苦，而是对整个身心健康、家庭幸福乃至生活质量的全方位打击。对于那些疾病缠身的人、因病而生活不能自理的人、为了看病而耗尽心血的人来说，整个家庭的幸福生活被疾病彻底摧毁。一旦失去身心健康，即便拥有万贯家财、显赫地位、众多亲人等，都不能让自己免于痛苦的折磨。因此，对于每个人来说，身心健康是人生之本，是人生的第一需要。

近日网上流传的一句话很有道理："为什么医生养育孩子都很佛系？因为医生见过后悔的家长。"不仅是养育孩子，其实在人的身心健康方面，医生更是见过太多太多后悔的患者。因此，临床医生对健康的脆弱和生病的可怕感触最深，吸取教训也最深。

在生活节奏日益加快和医疗成本不断增加的今天，人们看病的时间和经济成本大幅提高，生病变得越来越"奢侈"。有没有时间看病？有没有假期养病？有没有精力照顾生病的家人？有没有经济能力看病？有没有保障可免于因病而失去工作？很多人因工作而没时间看病，有的人生了病却没人照顾，有的人因病失去了工作能力，有的人因病返贫。特别是一般家庭的中年人，扛家庭重担于一身，上有老，下有小，工作繁忙，多重责任，哪里敢生病！因此，对于一般家庭而言，健康的身体是维系工作和生活的前提，根本没有条件生病，也根本没有资格生病。有时候不得不感慨：对于每个人和每个家庭来说，生病是多么奢侈的事情啊！

二、养生与治病有本质区别

一般人在没得大病之前，对养生这件事的认识是不够的，对于身体的潜在危机是麻木的，只有在得了大病以后才突然意识到问题的严重性，一般就已经晚了，从这时开始对健康的所有关注就不能叫"养生"，而是漫长的"求医治病"之路了。

为了帮助大家认识养生和治病这两个阶段的区别，这里介绍一个"健康海拔"的概念。如果把一般健康人的健康水平比作海平面，其健康海拔为0，得了大病、慢性病的人的健康海拔就是负数，而身体健康、体质比常人更优的人的健康海拔为正数。把健康海拔从负值往0的方向提升，这就是治病的过程；在健康海拔为0的基础上，采取措施确保它不跌落至0以下，甚至让它往上、往正数方向提升，这称为养生。

这里举一个夸张的例子：一个人走在悬崖边上，走的方向有点歪了，眼看就要坠落悬崖了。这时候有人提醒他：你赶紧调一下方向，以免掉下去。他说：现在还没掉下去，何必多此一举呢，等掉下去之后再想办法往上爬就是了。对于人的健康来说，生病就像身体“坠落悬崖”，此时健康海拔也急剧下降，想要从悬崖底爬上来、把健康海拔往上提升，其实是非常困难的，这是治病的过程；如果在“坠落悬崖”前稍作调整，就可以避免坠落，这是非常容易的，相当于未病时进行养生的过程。治病与养生两者之间存在一个质的落差，其难度系数和收益率不可同日而语。从悬崖底往上爬，即使费很大工夫也很难爬上来；但若在坠落前调整方向，往往只需要花费比较小的努力就可以避免坠落悬崖。

因此，我们在未病之时，提升并维持健康海拔大于0比较容易；得病以后，即使付出很大代价也很难让健康海拔提升至0点。每个人都要审视一下自己的健康海拔目前处于什么状态，是不是已经掉到健康海拔为负数的悬崖下了。分清养生和治病的界限，才能知道怎么制定自己的健康规划，才能开始自己的养生事业。

三、养生是最有价值的投资

人无远虑，必有近忧。大部分人开始认识到健康的重要性，都是在已经失去健康之后。这时候就不得不承受疾病带来的各种折磨和损失，在疾病的打击中仅能被动地勉为自保，以图减少损失，要想恢复以前的健康状态是非常难的。因此，患者无不是悔不当初，要是早点开始养生而能不生病该多好。

与其亡羊补牢，不如防患于未然。提前采取措施维护健康，预防疾病的发生，这才是上策。我们在这方面完全没有任何心存侥幸的余地，身边的每个患者都在以自己的亲身经历给我们提供反面教材。以患者为镜、以疾病为师，我们可以受到警示，及时关注自己的健康前景和养生规划。

如果一个人有了各种资产，企业也好，房产也好，股票也好，存款也好，为了保护好自己的资产不受损失，为了确保自己能够掌控这些资产的安全和增值，他一定会竭尽全力把经营管理这些资产的知识和技能都学会，把与此相关的自己和别人的经验教训都研究清楚。人们甚至会念兹在兹，殚精竭虑，把研究这些资产当成自己的“命根子”。然而，人们常常会忽略——自己的身体，一个健康的身体是尤其重要的“资产”，是人生第一份牢牢掌握在自己手里的“固定资产”，是创造其他任何资产的必备条件和第一资本。事实是，较少有人关注这份最重要的“资产”，针对身体的安全和保障下功夫，学习有关身体健康的知识，研究身体健康的规律，谋划身体健康的预案，防范疾病侵害的风险。如果把健康的身体这份最重要的“固定资产”抛于脑后，置之不顾，却斤斤于追逐依附其上的房产、企业、存款等资产，岂不是捡了芝麻，丢了西瓜，皮之不存，毛将安附！

养生就是通过主动行为进行全周期健康管理，提前保养身体，维护健康，从而避免疾病的发生。这些年来，养生的理念已经受到人们的广泛重视，成为人们生活中关注的话题。养生的重要价值在于，通过在生活中提前做一些小的努力，就可以避免将来被疾病打击得一败涂地，避免身心、家庭、事业、生活等各方面遭受重创。如果把养生当作一项对健康的投资的话，它的投资收益率是非常高的。完全可以说，养生是一本万利的事业，养生是智者的投资，养生是每个具有长远眼光的人的必修课。

四、养生要依止经典

笔者在门诊给患者诊疗之余，也常常会回答患者提出的一些关于养生的问题。笔者发现，虽然人们已经知道了一些养生知识，但往往不得要领，对于养生的困惑和忧虑不减反增，在实践过程中把养生错误操作成伤身的情况也非常多见。

人们通常理解的养生，是要吃点什么、喝点什么、做点什么理疗、做些什么锻炼等一些具体的方法。这种对养生的理解只是浮于表面，没有抓住养生的核心要旨与关键要素，就会不知其要，流散无穷，最终达不到养生的效果。我们只有抓住养生的核心与关键，才能做到胸有定见，事半功倍，真实受益。

人们对养生的理解不够全面和深入，主要问题出在养生知识的来源上。人们跟着流行思潮、市场推动、媒体报道、道听途说或主观臆测的信息来养生，通常会存在各种各样的偏差，出现对养生的误解，很难获得养生的益处。因此，首先要把控养生知识的信息源，从源头提高知识质量，以便自己能够获得对养生深入且全面的认识，从而真正从中受益。

养生知识一定要植根于深厚坚实的医学理论基础和临床医疗实践，并且得到广大群众的实践认可和长期的历史检验，这样才是可靠的养生知识。

笔者比较推荐的第一部养生典籍，就是唐代著名医学家、养生学家和道家大德孙思邈在其医学名著《备急千金要方》（简称“《千金要方》”）中记载的两个篇章：《养性序》和《道林养性》。这两篇是《千金要方》中专题论述养生知识的部分，我们把它们单列出来，姑且合称“孙思邈养性论”。本书中提到的“孙思邈养性论”就是指这两个篇章。

为什么要推荐孙思邈的这部养生著作？

首先关注一下孙思邈其人。孙思邈是唐代医学家，生卒年代是公元581—682年（一说公元541—682年），寿命达百岁以上。无论是在普通人还是医学家、养生学家的范围内，孙思邈都是首屈一指的长寿达人，也是对养生身体力行而且成效显著之人，因此被后世尊称为“孙真人”。

孙思邈还有如下几个特点，决定了他在养生学中的学术地位。

1. 其人医道并行　他本人既是唐代承前启后的大医学家，又是道家的修行者。研究生理病理、治病救人是医家的范畴，研究贵生养性、延年益寿是道家的主旨。孙思邈医道兼通，在医学和养生两方面都造诣高深。

2. 其学医养大成　孙思邈在其巨著《千金要方》中，集唐代以前医学之大成，全面论述和总结了中医学临床知识和养生知识，成为中医学发展史上承前启后的一座丰碑，后世历代医学和养生学都是在此基础上进一步发展而来的。

3. 其行亲历亲证　孙思邈并非单纯研究医学和养生学知识的学者，而是能实实在在身体力行、付诸实践的行者。作为医者，他亲身实践临床医疗。作为养生者，他亲身体证养性延年。最终他的养生成效不但远超一般人，也远超绝大多数医学家、养生学家，实现了防病治病、延年益寿的目标。他以自身的生命实践向我们证明了中医养生知识的可靠性。

4. 其论全面深刻　孙思邈养性论是孙思邈汇集唐代以前的医学养生典籍并总结而成的精华，其论述立足深厚的中医学理论和临床知识体系，而落实于生活中的方方面面，其对养生的见解全面、深刻，高屋建瓴，贴近实践。孙思邈养性论一步到位，直指核心，把养生定位到养性的高度和深度，从人的精神、心理、心态、情志、欲望、生活习惯、生活方式、饮食起居、衣食住行等各个方面，全面而深刻论述养生的精义，突出了养生贵在养性的整体观，所有养生内容均以养性之理一以贯之。其论述也比较通俗易懂，贴近生活，易学易用，具有很强的可操作性。

因此，笔者推荐把孙思邈养性论作为学习养生所依止的第一部典籍，推开我们深入学习养生知识的大门，以保证养生知识的权威性和可靠性。在此基础之上，再进一步学习历代养生家的著作，就可以触类旁通、举一反三了。

五、养生的核心是养性

纵观孙思邈养性论全文，可知其养生思想要旨，即养生的核心是养性。这就是知其要者，一言而终。

那么什么是养性呢？

首先看什么是性。性就是本性、本质、秉性，是贯穿在一个人精神、情志、情感、心态、思维、习惯、生活方式和生活状态等多方面之中，具有一定稳定性、整体性和特征性的内在本质，也是一个人作为独特个体能与其他人相区别的特征。俗话说“江山易改，本性难移”就是这个意思。

所谓养性，就是修养并改变一个人的内在本质，从精神、情志、情感、心态、思维、习惯、生活方式和生活状态等多方面对自己进行改进，内外同调、身心同调，让自己整体的身心面貌不断提升、不断进步。正如《大学》所讲的“苟日新，日日新，又日新”“作新民”。人通过养性，就改了性，就像换了个人一样，脱胎换骨，焕然一新。

养性，是深刻地修养身心，深刻地改变一个人的内在特质，全面地改变一个人整体的生活状态。养性是自我革新，它的程度之深，要达到刻骨铭心、重新做人的程度，让人成为更好的自己。养性的人，追求的是整个生命状态的提升，必然会获得增益身心健康和预防身心疾病的结果。

养性是整体观的养生。一个人的健康状况并非孤立现象，而是其整体生活状态的一个侧面，与其生活方式、精神面貌、心理状态、家庭生活、职业状态等密切相关，是一个身体－精神－生活－社会多维联系的综合问题。

平时我们通过观察很多患者后发现，除了少数先天性疾病或传染病患者，那些慢性疾病缠身或者大病早发的人，一般都能在其身心生活各方面找到发病根源：要么长期情绪不佳，要么负面心理积累，要么家庭关系紧张，要么职业环境恶劣，要么食色之欲不节，要么劳神劳力过度，要么生活极不规律，要么压力重重，要么愁肠满腹……这些慢性疾病或突发的大病并不是空穴来风，也不是随机发作，而是在不健康的生活方式和身心状态下长期积累、久久酝酿而来的。如果把一个人长期的身心生活状态比作土壤，健康就是这个土壤上生长出来的禾苗。什么样的土壤，就长什么样的禾苗。良好的身心生活状态，自然就会让人获得健康；不良的身心生活状态，一定会酝酿出疾病。

我们期盼健康，希望远离疾病，但只有这个美好愿望是没用的，必须去研究身心健康的规律，按照规律付出努力，才能收获结果。想收获茁壮的禾苗，就必须去培养那片土壤。古人云："菩萨畏因，众生畏果。"只有从因上、从这个"土壤"上努力，才可以实现这个期盼的果。从身体－精神－生活－社会多维度改善我们的"土壤"，从整体上提升身心生活状态，这就是养性，是具有整体观的养生，只有这样才能收获健康的结果。不改造土壤而期望改变禾苗，这是缘木求鱼，难以得到满意的结果。

反过来，有的人不知道养性，不懂得身心健康的整体观，其心目中的养生是吃点什么、喝点什么、锻炼点什么，这些都属于单一的行为、细节的方法、表面的现象，没有达到改变一个人身心内在特质的深度，没有达到自我革新的高度，不具备全面改善身心生活状态的整体观，所以往往不会起到太大作用。虽然他吃着各种药物，做着各种锻炼，施行各种养生方法，但仍然摆脱不了嗜欲缠身、名利压身、情绪不畅、起居不节的"坏土壤"，其心性、心态、情志、生活方式都没有本质改变，整体的身心生活还处在低水平、低质量的状态，这样是很难获得健康的，养生效果也必然事与愿违。

《黄帝内经》讲养生的根本是"恬憺虚无""精神内守""顺应四时""饮食有节""高下不相慕"，还强调治病贵在治神，上工治神。这都是身心同调的观念，体现了身体－精神－生活－社会的整体观，这就是养性。

在《黄帝内经》之后，汉唐之际，人们径直用"养性"一词来指养生。梁代医学家、养生学家陶弘景在其著作《养性延命录》中，就用的是"养性”。孙思邈在其巨著《千金要方》中也是用的“养性”。这说明自古以来的学者都强调养性是养生之本，养生的核心内容是养性。

本书分为正文和附录两部分。正文分十三讲对孙思邈养性论原文内容逐句讲解，每讲结构编排先列原文，后进行阐释，并结合生活或临床举例说明，帮助大家深刻领会孙思邈带给我们的中医养生理念。附录为孙思邈养性论原文，以《备急千金要方校释》（李景荣等校释，人民卫生出版社，1998）为版本依据，供读者参考。

孙思邈养性论作为一部养生经典，其内容广博，具有文献汇集的性质，但行文结构相对松散，笔者随文阐义，未敢多做整饬，加之水平有限，难免存在冗余与未尽之处，愿读者得孙思邈养生思想之真义，而谅笔者文辞之粗陋。

最后，祝愿大家都能善于养性，收获身心健康，延年益寿。

赵海亮

2024 年 6 月

目 录

第三讲
养生的难点在养性

第四讲
《黄帝内经》的养性方法

第一讲 未知死，焉知生

未知死，焉知生。

不深刻体会生命的短促，就不能懂得贵生的道理和养生的紧迫。不提早审视死亡，就不能恰当地过好这一生。回顾和反省这一生利弊得失的时机，正是现在。

养生的根本，是养性。

养性之人，根本上是提高自己的心性修养境界。他们对于名利和非名利保持若存若亡的超然心态，为人处世达到中道洒脱的状态，把谋求生活、追逐名利、建功立业，同修养身心、贵生惜命、养性延年兼顾起来、圆融起来，互不矛盾，进退无碍，自然会得到身心健康的提升。

不审视死亡，就不能珍视健康

1. 人的一生就是这么短暂

扁鹊云：黄帝说昼夜漏下水百刻，凡一刻人百三十五息，十刻一千三百五十息，百刻一万三千五百息。人之居世，数息之间。

这段扑面而来的是孙思邈给我们的当头一棒，苦口婆心，用生命短促和终将死亡这个最沉重的话题，来警醒我们对养生的重视。

扁鹊是战国时代的名医，他在这里引用了古圣先贤黄帝的话。“昼夜漏下水百刻”，这里用的是铜壶滴漏这个古代计时工具，即用铜壶往下滴水，一昼夜滴漏一百个刻度。每滴一个刻度的时间里，人经历 135 次呼吸，十刻是 1350 次呼吸，百刻是 13 500 次呼吸。

算这个的目的是什么呢？“人之居世，数息之间”，这就是结论。人活在这个世上，寿命也就是多少次呼吸而已，一算就算出来了，一共就那么多次呼吸，是很短暂的，并不是要多长有多长。用呼吸次数来计算人的寿命，主要突出了寿命之短暂，因为每呼吸一次这个数目都在减少，呼吸一次寿命就短了一点。人的呼吸不能停，时间不能停，寿命减损的脚步也不能停。

《庄子·齐物论》中也提到这个观点：“一受其成形，不亡以待尽。与物相刃相靡，其行尽如驰而莫之能止”，就是说人的生命一旦成形以后，虽然还没马上死亡，但是却一直在衰耗中等待死亡、走向死亡，人的生命与外物相互影响而损坏，在通向死亡的道路上奔驰如飞却不能停止。

2. 人生旅程需要从终点开始规划

大部分人都不愿意去谈论死亡的问题，有意无意地回避这个话题，似乎认为活着是天经地义、理所当然、永远如此的，对活着习以为常，从来不去想生命有时而尽，不去想终点在哪里。这就是人们对健康和养生问题感受迟钝和认知浅显的根源。

生命是一个时间段，就像一条通向前方终点的道路。我们走在路上，要想走得好、走得顺、走得圆满，首先必须知道终点在哪里，然后由终而始，反过头来才能规划好这一路的行程。如果不关注终点，不审视死亡的人，走在路上就没有方向感，没有紧迫感，浑浑噩噩，摇摇摆摆，信马由缰，人生会过得很盲目。人们还常常被路旁各种诱惑带偏，被外物吸引，追名逐利，贪图荣华，不断地劳心竭力，损伤生命以换取外物，牺牲健康以换取虚荣，在生命的后半场陷入无尽的病苦深渊，最后往往懊悔不已。

只有提前审视了死亡，我们才能认清生命的本来面目，才能去思考自己到底该用什么样的态度来面对生命，用什么样的方式来走这生命之路，在生命之路上该做什么取舍，从而真正做到珍视健康，合理规划自己的生活方式，制定恰当的健康策略，有计划地进行养生、保健和治疗，对自己的生命健康进行全周期维护和全方位管理，那么，我们必将获得一个健康、自在的生命体验，这才是一个圆满人生应该达到的状态。

对死亡的审视是一剂苦口良药，让人们觉醒。孔子有句话叫“未知生，焉知死”，是强调关注当下的生活。我喜欢反过来讲，就是经常说的一句话叫“未知死，焉知生”。不对死亡问题进行审视，就不会懂得怎么过好当下这个人生。研究了死亡的问题，才会懂得生命的可贵，才会产生养生的动力，才能让我们以更加健康圆满的方式过好这一生。

3. 医院病房警醒人

很多人不喜欢讨论死亡和审视死亡，那么可以先去想想疾病的问题。

不知道大家有没有在医院探望或者照顾重症亲友的经历？我就有过这种体验，在医院照顾重症患者1个多月，看到患者被疾病折磨的情形，生命状态没有任何质量可言，作为旁观者的我能感觉到患者真的是如在炼狱，生不如死。重症患者在生命末期，不但要承受身体上各种极端的痛苦，而且还可能没有任何尊严。我相信，每个人看到这种情形，都会说我绝不想走到这一步。

这个感受光靠想象是不行的，必须通过亲自体验才能触动自己。医生是对疾病痛苦直观感受最深的群体了，一般人因为接触少，往往感受不深，所以应该尽可能有意去观察一下医院病房的情形，这有助于我们清醒地认识疾病究竟意味着什么。如果大家能共情到那些患者的痛苦，就会珍视健康，懂得不要随意折腾身体，不要放纵欲望，不要胡吃海塞，再也不要因为一些鸡毛蒜皮的事情而陷入不良情绪，更不要因为外物名利整天劳心竭虑而把健康牺牲了。

4. 回顾一生的时机正是现在

我们还可以进行思想试验。很多人在走到生命终点的时候，会回顾自己的一生，现在就可以提前在心里想象，假设我们到了死亡之际，开始对一生进行回顾。我们审视自己一生的祸福得失，健康是怎么失去的，病苦是怎么招来的，哪些做法是错误的，哪些做法是恰当的，在人生中什么东西重要，什么东西不重要，就会发现其实自己在很大程度上虚度了人生。该做的事情没有做，不该做的事情做了太多；重要的事情没有关注，不重要的事情把自己困在了陷阱中，诸如此类。宋代大文豪苏东坡善于回顾与反省，他曾说：“谪居无事，默自观省，回视三十年以来所为，多其病者。”他反省后认为自己半生所作所为存在很多不当之处，因此他能及时革故自新，不断进步。每个人其实都一样，我们会去想，如果人生能够重来，自己一定换个方式活，我们可能做出不同的取舍，走上不同的路线。可是真到病重垂危之时就没有机会重来，这就是死亡的教训。这些对死亡的审视和思考，能够给我们带来珍视健康的无限启迪。因此，我们必须提前去做这个回顾，不是别的时候，而就是现在。

信哉！呜呼！昔人叹逝，何可不为善以自补邪？

孙思邈就此给了我们一个大感叹号，连声感叹，抛出了每个人的人生第一大无奈的问题。这里还借助圣人的话来进一步强化这个感叹，“昔人”是指孔子，孔子曾经说：“逝者如斯夫，不舍昼夜。”感叹时间流逝不停，生命随之不断消损。生命的短促和死亡的无奈，正是督促我们珍视健康，以更加积极、更加负责任的方式养生、保健，提升身心健康和生命境界的动力。

“为善以自补”，这句话引开了全篇文章的主旨。这是鼓励每个人主动采取措施，去维护和改善自己的健康，接下来的全部内容都是进一步阐述如何为善，如何自补，如何养生的。

医学不是万能的

生命短促和死亡无奈的感叹，自然会让人想到医疗。很多人会说，有病治病呗，怕什么，现在医疗条件越来越好了，得病没什么大不了的。这使我联想到一个让自己深受触动的现象，就是医学经典和临床大家是怎么看待医学的。

1. 医学不能让我们有恃无恐

孙思邈本身是大医学家，其医术是很高的。《千金要方》是一部临床医学巨著，记载的医学理论和临床治病方法极其丰富。但是，孙思邈在这里大发感叹说寿命短促，以充满无奈和悲怆的口吻告诫我们，要敬畏生命，就是因为生命的流逝和生老病死的规律，不是医学所能逆转的。他并没有说，我们医学很发达，医术很高明，大家好好学我的著作，有病不用怕，我们有药，我们有《千金要方》。

汉代的张仲景被尊为医圣，其巨著《伤寒论》被尊为祖国医学经典，是千百年来历代医家学习医学、提高医术的必读著作。同样，张仲景在《伤寒论》自序中，用几乎一模一样的口吻感叹说："怪当今居世之士，曾不留神医药，精究方术，上以疗君亲之疾，下以救贫贱之厄，中以保身长全，以养其生。但竞逐荣势，企踵权豪，孜孜汲汲，惟名利是务，崇饰其末，忽弃其本，华其外而悴其内。皮之不存，毛将安附焉？卒然遭邪风之气，婴非常之疾，患及祸至，而方震栗，降志屈节，钦望巫祝，告穷归天，束手受败，赍百年之寿命，持至贵之重器，委付凡医，恣其所措。咄嗟呜呼！厥身已毙，神明消灭，变为异物，幽潜重泉，徒为涕泣。痛夫！举世昏迷，莫能觉悟，不惜其命，若是轻生，彼何荣势之云哉？而进不能爱人知人，退不能爱身知己，遇灾值祸，身居厄地，蒙蒙昧昧，蠢若游魂。哀乎！趋世之士，驰竞浮华，不固根本，忘躯徇物，危若冰谷，至于是也！”

张仲景的这段话想表达的是，可叹现在的人们，不知道学习医学知识，以保护自己和亲人的生命健康，而只沉迷于追逐名利而不惜舍去健康，舍本求末，不知道反思，生命健康都没了，名利还有什么用。人们不知道提前预防疾病，到突然间患了大病时才呼天抢地，束手无策，把珍贵的生命健康胡乱处置。张仲景感到非常悲痛，认为人们浑浑噩噩，没有觉悟，不珍惜生命，轻视健康，却追求浮华的名利和外物，真的是悲哀和危险啊！

张仲景作为大家心目中的医圣，医术高明，治病救人自然不在话下。但是他没有说，大家得病别怕，我们的《伤寒论》学术高深、医术精妙，学了医术还怕什么病呢？他反而在自己的临床医学著作中，以如此沉重的心情，劝诫人们敬畏疾病，千万不要以为有了医药就可以轻视疾病。

祖国医学经典《黄帝内经》也这样说：“圣人不治已病，治未病；不治已乱，治未乱，此之谓也。夫病已成而后药之，乱已成而后治之，譬犹渴而穿井，斗而铸锥，不亦晚乎？”这是强调明智之人在疾病未发生之前，就会积极采取措施预防疾病，避免疾病的发生，而不是等疾病发生以后才亡羊补牢般地治疗。不预防疾病，在生病了之后才开始治疗，那是“渴而穿井，斗而铸锥”，想喝水了才发现还没打井，临上阵了才想起来制造兵器，就太晚了，很难得到预期的结果。

医学经典和临床大家本身都是擅长治病的，但都是劝人养生，预防疾病，而不是宣扬医学的伟大，让人觉得有医学依仗，就可以肆无忌惮，就可以不敬畏疾病，就可以对疾病抱侥幸或轻视的心理，从而放松预防疾病的意识。张仲景、孙思邈等医学家在书中强调敬畏疾病真的是振聋发聩，这才是真正严肃而负责的态度。

2. 过度迷信医学是个大陷阱

反观现代社会上很多虚假宣传信息，到处可见对科技进步和医学发达的夸大，让人们误以为今天的医学已经无所不能，逐渐失去了对疾病的敬畏心。很多人有一个大妄想，认为现在医学先进，又有那么多大医院，那么多大专家，自己既有钱，又有医保，得病怕什么，进了医院花了钱就肯定能治好，治不好那就是医生没有用心治，治不好就是医疗事故，把对疾病治疗的无奈转化成对医生的责怨。这是一种对医学过度迷信的错误态度，其实是错怪了医生，症结就在于人们以为医学是万能的，这是个天大的误解。

误认为医学是万能的，会让人们麻痹大意，轻视疾病，失去了预防疾病和养生保健的意识，到最后得了大病到医院才发现事情没那么简单，可惜为时已晚了。

我常常跟患者说，医学不是万能的，不要过于迷信医学。特别是年轻人更容易迷信医学，因为他还没有得过那些难治的慢性病，他们对道高一尺魔高一丈的疾病还没有体验。等一个人到了四五十岁以后，得了糖尿病、高血压、脑卒中、肿瘤等这类现代最普遍的慢性病，就会慢慢发现，要想治好这些病有时是很难的，很多时候仅能通过治疗缓解症状或延续疾病进展，避免或尽量少地出现并发症。那些常年到处看病的老年患者应该都有这个体验，看了多少年病了，很难说能够药到病除，经常是不断修修补补，感觉似乎好点儿，但又不知道啥时候是个头。

医疗本身有特别强的不确定性，更多的情况是在尽力缓解症状、减轻痛苦，但其并不足以让我们已经崩塌的健康海拔恢复到之前的水平，也不足以在任何状态下都能力挽狂澜。

因此，我们不应该迷信医学，心存侥幸，有恃无恐地挥霍自己的健康，而必须敬畏疾病，谨慎爱护健康，积极养生，尽力减小患病风险和延缓疾病的发展。

养生是为了更加美好的生命体验

有人就问了，既然生老病死不可避免，医学不是万能的，那养生又有什么意义呢？养生也不能战胜生老病死吧？

养生的第一个观点就是，养生不是因为贪生怕死。我们不是因为怕死才养生，不是想长生不老才养生，而是为了更加美好的生命体验。同样是活几十年的一辈子，是愿意长期忍受病苦、卧床不起、不能自理地过呢，还是希望健康快乐、自由自在地过呢？答案毫无疑问是后者。

虽然养生也不能让人长生不老，但是养生可以让我们少生病，甚至可以不生大病、慢性病，可以大幅减少病苦的折磨，明显提高生活质量，改善生命体验。

比如，我们看到脑卒中后遗症患者，生活不能自理，行动不自由，甚至卧床不起，这个状态可以持续很多年，他们的生活质量自然不言而喻。如果我们善于养生，不得这种病，或者起码不要那么年轻就得病，就可以减轻病痛的程度，减少持续时间。又如，抑郁症患者很多年生活在精神折磨中，如果我们能好好养性，不得这种病，就可以一辈子保持快乐心情。随着老龄化时代的到来，各种慢性病会越来越普遍，任何人都不能心存侥幸，这些慢性病是任何人、任何家庭都必须面对的高概率事件。通过养生，我们可以尽可能减少这些慢性病的发生概率，尽可能延迟疾病的发生时间，尽可能减轻自己遭受的病苦。这样已经是非常幸福的人生，也是非常成功的养生了。

如果养生比较到位，这辈子不得什么大病，不被太多慢性病缠缚，日常生活健健康康，生活自理，头脑清明，身心自由，到生命末尾自然衰老，不经受什么疾病的痛苦就走了，这就是最理想的生命体验。极少数养生特别好的人甚至可以一辈子潇潇洒洒，临终预知时至，安排好后事，安详而去，这当然是凤毛麟角的。对于注重养生的人来说，即使做不到尽善尽美，少受一些病苦也是很好的。而大部分人不注重养生，都很难避免疾病的痛苦和生活质量的下降。因此，养生是为了更加美好的生命体验，这是非常具有现实意义的。

养生是为家庭负责

养生除了能让我们自身减少病苦、获得健康，更重要的是它是一个人对家庭负责的集中体现。

为什么这么说呢?

首先，通过养生使身体健康，看病的人力和时间成本也就减少了。现代生活节奏快，每个人都很忙碌，赋闲的劳动力很少，每个人的闲暇时间都很宝贵。试想一下，如果一个家庭的老人或孩子生病了，必然需要家庭中的中年人给予照顾，可是中年人有这个人力和时间吗?有这个条件请假吗?如果生病时间稍长，一般家庭更承担不了这个人力和时间的需求。在老年人和幼儿生病的情况下，中年人分身乏术，疲于应付，这已经是很多家庭的常态。而中年人自身生病，甚至都没时间看病。看病的人力和时间成本已经成为现代人的一大困扰。

其次，养生可以有助于减少家庭经济损失，避免因病返贫。一个人生大病，会给整个家庭带来很大的经济负担，不少家庭因病返贫。虽然大部分人有医保，但是由于疾病的复杂性致使看病的费用仍然很高，个人承担的医疗费用总体还是越来越多。如果患者是家庭的主要劳动力，自己生病丧失工作和收入来源，更会让家庭经济状况雪上加霜。

最后，养生有助于营造良好的家庭氛围和保持积极的心态。身体健康的人往往心理也积极乐观，同样，整个家庭成员比较健康的话，这个家庭氛围和心理状态也都会积极向上，这个家庭无论在学习、工作、生活各方面都会比较美满。如果家庭里有人长期患病或者长期健康状况不佳，患者本人的情绪乃至整个家庭氛围都会变得低沉阴郁，所有家庭成员的心理状态都会受到影响，容易变得负面和悲观，所有人的生活状态都会蒙上阴霾。

因此，一个人生病不仅是自己的事情，还会拖累整个家庭，在人力、时间、经济、心态、家庭氛围等多方面陷入困境。这一点其实很容易理解，但是一般人在没病时很难想到这些问题，而有病时就已经来不及了。

有些病躲无可躲，是天生的或者意外的，并不是由我们自己行为不当导致的，那只能由家庭成员一起承担了。大家互相照顾，谈不上什么拖累，这也是家庭存在的意义。但有些病就是患者自己胡乱折腾，自己故意选择不当的行为、不当的生活方式，甚至是自己放纵欲望招来的，将来自己生病还让家人跟着受累，这就是对家庭的不负责任，我们讲的就是要避免这种情况。

养生，就是要做一个负责任的人，不能让自己拖累家人。不但如此，还要进一步去想，因为有人需要我们去守护，我们要努力养生，养好自己的身体，让自己不生病、少生病，长期保持良好的健康状态，保持长期生活自理，这样我们才能去照顾家人，让自己成为家人的后盾。我们应该有底气、有勇气地跟家人说：“我养好身体，会照顾好你们，我就是你们的安全感来源。”这才是一个人应有的家庭责任感，这也是一个好父亲、好母亲、好丈夫、好妻子、好子女必备的成熟心态。

一个人不想着照顾自己的家人，不想着养好自己的身体以便更好地照顾家人，甚至糟蹋身体从而拖累家人，这都属于不负责任的想法和行为。

可以用正确的行为来维护健康

单纯悲观感叹是没有意义的，由感叹而警醒，并且引发进一步的积极行动才是有价值的。孙思邈在感叹之后，立马话锋一转，给我们提出一个积极的应对措施：“何可不为善以自补邪？”

为什么还“不为善以自补”？为什么还不做些事情来补救呢？也就是说，虽然生命短促，健康易逝，但人们并不是完全无能为力的，还是可以采取一些措施补救，改善健康状况和生命体验的，而不至于完全被动地遭受这一切。

这里的关键词“为善”，是指做一些有益于健康的事情，来弥补自己生命的短促，用正确的行为帮助预防疾病、延年益寿。这些正确的事情、有益的事情、符合客观规律的事情，就是善。这里的“善”并不是我们常说的做好人好事、助人为乐。

孙思邈替我们感叹了生命的无奈之后，并不是消极心态，无可奈何，而是化无奈为动力，化警觉为行动，提醒我们应该积极和提前行动，采取措施进行补救，避免和减少疾病的发生。

有些人听到养生劝告以后不以为然，认为反正没法长生不老，不如破罐子破摔，还养什么呢。这种消极心态要不得。因为人的自暴自弃只能使疾病变本加厉，让我们承受更加严重的病苦和折磨。而反过来，如果我们积极应对，采取负责任的态度，却可以在相当程度上改善我们的健康和生活质量。

养生的反面教材

在开始踏上养生道路之前，孙思邈进一步举了一个养生的反面教材，就是人们用不当的生活方式破坏生命健康的情形。

1. 懂得生命短暂，就会珍惜健康

吾常思一日一夜有十二时，十日十夜百二十时，百日百夜一千二百时，千日千夜一万二千时，万日万夜一十二万时，此为三十年。若长寿者九十年，只得三十六万时。百年之内，斯须之间，数时之活。

一日一夜有 12 个时辰，这么逐步计算，一万日夜就是 30 年，一共 12 万个时辰。假如一个比较长寿的人能活 90 岁，也就是 36 万个时辰。这 100 来年左右的寿命，实际上是“斯须之间”，片刻之间，就这么多时辰而已，并不是很长，时间很快就过去了。读到本书的读者，有的 30 岁，有的 40 岁，有的 50 岁及以上，可能都曾经有过这个感受，会感觉日子过得好快，一眨眼人生过半。

朝菌蟪蛄，不足为喻焉。

朝菌是一种菌类生物。《庄子》里有句话“朝菌不知晦朔，蟪蛄不知春秋”。朝菌的寿命太短了，早上生出来晚上就死了，它不知道什么叫月初、什么叫月末。蟪蛄是一种蝉，夏天生出来，在树上鸣叫，一到秋天就死掉了，它的寿命就是夏天这一个季节，不知道什么叫春、什么叫秋，所以蟪蛄不知春秋。朝菌和蟪蛄寿命很短，用这个来比喻人的寿命很短。

2. 不懂得养生的人，容易犯放纵情绪、追名逐利的错误

可不自摄养而驰骋六情，孜孜汲汲，追名逐利。

生命如此短促，自己还不注意摄养，不进行养生，就是很不明智的。这些不懂养生的人是怎么做的呢？他们沉迷于放纵各种情绪，没有节制。“驰骋”就是放纵，没有节制。“六情”指喜、怒、哀、乐、爱、恶6种情绪，泛指各种情绪。不懂养生的人不知道情绪过度的危害，对自己的情绪缺乏约束，做不好情绪管理，经常肆无忌惮地放纵情绪，渐渐成为情绪的奴隶，为此损伤了身心健康。“孜孜汲汲”就是殚精竭虑的、很急迫的、拼命努力的样子，用尽心机、非常劳心劳神地去追名逐利。现在来讲就是为了赚钱、名誉、升职、事业发展等各种目的，不断耗费太多心神和气血，耗竭身心健康。从社会外部评价上来讲，这样确实可以获得一些名利财富，但代价就是牺牲了自己的身心健康。

追名逐利、发财致富之类的事情，其实每个人都需要，我们需要通过自己的辛勤努力去获取必要的、舒适的生活条件，每个人也应该有为事业奋斗的志向，只是这需要有个度。很多人沉迷于名利欲望的无止境膨胀，陷入过度追逐外物而劳心伤身的境地，则是进入了误区。这种误区是应该避免的。要知道，一切收获都有相应的代价。我们应该根据具体情况，权衡代价和收益，才能在追逐外物和维护健康两方面取得恰当的平衡。

千诈万巧，以求虚誉，没齿而无厌。

人们用各种狡诈和心机技巧来谋求虚假的名誉。为了让别人认可自己，为了赢得别人的好评，为了迎合社会和别人的看法，花很多的心血。一直这样劳碌终生，也没有满足的时候。“无厌”就是不满足。为了名利和荣誉用尽心机，辛苦一辈子，给自己的身心健康带来了极大的损害，还没有停止的时候，这是不懂养生的一般人的常态。

不懂得养生的人都是这样一个状态：驰骋六情，追逐名利，诈巧机谋，以求虚誉，终生不悟。这是给我们画了像，非常形象。看看自己，看看周围的人，是不是都这样？就好像孙思邈在旁边观察我们一样。这个人性和人生的问题从古到今都是这样，没变过。这个画像是给我们一个反面教材，让我们去观察、去反思。

我们从这里可以得到启发，不懂养生的人，在生活中会损害自己的健康，主要问题就出在自己失控的情绪和名利欲望上，也就是说，真正损害身心健康的罪魁祸首是情绪不调和名利欲望过度，这都属于一个人心性的层面，它能够全方位地左右一个人的身心生活状态和身心健康水平。这些心性方面的因素对身心健康的影响比其他日常生活细节要大得多。因此，养生的反面教材即未能养性。

养生的正面典型

反面教材是为了追名逐利损害了身心健康，是不是说我们就不做事业了？不能在社会上奋斗了？不能赚钱谋生了？非也，我们也不能走向另一个极端。

古圣先贤都是提倡我们走中庸之道，不偏不倚，避免走任何极端，寻求一个适宜的平衡点。孙思邈接着给我们提供了一个正面典型，讲述如何很好地处理养生惜命和拼搏奋斗之间的关系。

1. 为什么是养性？

故养性者，知其如此。

这里第一次出现关键词“养性”。这里的“养性”指的就是我们现在所言的“养生”。很多人就会问了，孙思邈为什么用“养性”而不是“养生”呢？二者有什么不同呢？

“生”是指泛泛而言的整体的生命，它由很多不同层次的部分组成。“性”是指每个人身心生命中位于底层的，具有根本性、标志性、特征性意义的那部分要素。

俗语常说的“江山易改，本性难移”，指在每个人的内在深处，存在一种核心特质，即“本性”或简称“性”，它是不容易改变的。相比之下，生命的外围部分，诸如社会地位、音容笑貌、语言表达、健康状态、情绪反应、行为举止等，都是会随着时间和地点的变迁，以及个人经历的丰富而不断发生变化的。这些可变的部分构成了一个人的外在特征。举个例子，有句话说“就算你换个马甲我还能认识你”，“马甲”就是指这个人的外在特征；而“我还能认识你”，说明尽管外在特征变了，人的内在本性并没有变。

因此，“性”是一个人生命整体中的核心部分，是本性，是一个人精神、情志、情感、心态、思维、习惯、生活方式和生活状态等的总和中具有稳定性和特征性的本质部分。如果把人身心状态的外在表现比作一颗颗的珠子，在背后贯穿这些珠子的那个线就是“性”，它是一切外在表现的内在依据。

“养生”是泛泛而谈养护生命；“养性”是直指核心，指出要养护生命中的内核、本质，而不是停留在表面现象。在唐代以前都讲“养性”，现在都说“养生”而不提“养性”了，大家不知不觉地迷失了养生贵在养性的要旨，走向了重视表面现象而忽视深层本质的歧途。

明代学者胡翰在《胡仲子集》中说：“太上养性，其次养气，其次养形。三者得养，百疾不作。”即强调了养性为首而养气、养形皆在其次。

2. 很多人走入了养生的误区

很多人由于没有养性的观念，导致对养生的理解浮于表面。他们可能以为每天服用三七粉，用山楂、陈皮泡水喝，坚持每天走一定步数等就是养生了。殊不知这些做法都在一些细枝末节上用功，而忽视了从更深层次上改变自己的心理状态、思维方式、情绪和生活方式。

又如，在社会生活中，好多人因无法调整心态，常感到焦躁不安、患得患失；因欲望牵引，使人们生活不节、胡吃海塞；因性格和处事方法不当，导致家庭不和、人际关系紧张。这些涉及一个人内在的心理状态、性格特征、情绪情感、生活方式等根本问题，人们都没有进行调整和纠正，仅仅寄希望于简单的食疗、饮品或锻炼就想全面提升健康，这是不可能的。这是一种舍本逐末、抓住“芝麻”丢掉“西瓜”的做法，这种情况是一个最大的养生误区。

3. 养性让我们成为更好的自己

所谓养性，就是修养并改善一个人的内在本性，从精神、情志、情感、心态、思维、习惯、生活方式和生活状态等多方面改进，自内而外，身心同调，“身体－精神－生活－社会”整体调整，让这些改变不断内化为自己的本性，让自己不断提升，不断进步。正如《大学》所讲的“苟日新，日日新，又日新”“作新民”。人改了性，就像换了个人一样，脱胎换骨，焕然一新。

养性，是深刻地修养身心，深刻地改变一个人的内在特质，全面地改变一个人的整体生活状态。它的程度之深，要达到刻骨铭心、重新做人的程度，让人成为更好的自己。养性的人，追求的是整个生命状态的提升，必然会获得增益身心健康和预防身心疾病的结果。

4. 养性是养生的根本

养性是抓住了养生的根本。如果一个人已经从根本上、整体上改变了自己的心性和生活面貌，反而不必要在一些细枝末节的事情上斤斤计较。就像那些长寿老人，其实也免不了有一些不健康的生活习惯，但是他们整体上处于一种安适恬淡、情志舒畅、生活规律、有节有度的状态，这就是其身体健康情况胜过一般人的关键。

正因为如此，孙思邈直指人心，在《养性论》全篇里全部用“养性”一词，来强调养性才是养生的根本。梁代医学家、养生学家陶弘景在其著作《养性延命录》中，也直接用“养性”一词。他们都是独具慧眼，抓住了问题的根本。

5. 养生贵在顺其自然

擅长养生之道的人，深谙健康的珍贵，他们不会走极端，为了在社会上奋斗、追名逐利而不顾身体健康；也不会选择躺平，不为谋生和建功立业做出奋斗。他们是怎么做的呢？

于名于利，若存若亡；于非名非利，亦若存若亡。

前半句是说，对于追求名利这件事情的态度是若存若亡，好像在努力奋斗追逐名利，又好像没有在努力。后半句是说，对于躲避名利这件事情的态度也是若存若亡，好像逃离了世俗名利追求，又好像没有离开。整个这句话合起来，是一个人对世俗名利等外物的追求持一种平常心、一种中道的观念，适当追求，又不刻意追求，适当止步，又不刻意远离。

这里传达的人生态度就是在人生的各种境遇里，根据当下的具体情况，顺水推舟，恰到好处地做一些个人努力。个人的努力奋斗既不太过，也无不及；既不能偏于过度追求名利而损伤身体健康，又不能偏于消极退缩而无所作为。在其中找到那个最恰当的度，把谋求生活、追逐名利、建功立业和修养身心、贵生惜命、养性延年兼顾起来，进退无碍。

明代养生家万尚父在《听心斋客问》中谈到这个问题："客问，衣食不可废，奈何。曰：虽有求营之事，莫生得失之心。迹与人同，心常异俗。"这就是对本文中若存若亡态度的最好注解。不妨做名利之事，但不能有得失之心，勤奋做事与众人相同，但心如止水、超然物外又与众人不同，将两者圆融统一起来。

所以没身不殆也。

养性之人如果能持一颗平常心，就能一生都游刃有余地掌控自己的生命健康，而不会陷入疾病的痛苦中，这就是"没身不殆"。

这既是儒家所讲的中庸之道，也是道家思想的无为而治。无为而治不是不作为，而是顺其自然，不强求、不极端、不刻意，顺着事物的具体条件和发展趋势，因势利导地做出恰如其分的作为。就像庖丁解牛一样，刀刃顺着骨肉连接的自然缝隙穿行，在这个过程中没有与骨肉发生磕磕碰碰，这就是顺应规律和趋势，把事情做得丝滑顺畅，没有摩擦。如果违背规律和趋势，在条件不具备的情况下强行妄为，就会四处碰壁，吃力费劲，最后还不成功，这叫妄为。

如果在追求世俗的名利、荣誉、职业发展及财富增长时，能够避免脱离实际的刻意执着，没有违背客观规律和事物发展趋势的妄想妄为，没有任何偏激极端的观念，那么，我们完全可以立足个人条件和具体情况，协调好谋生求名利与养生惜命之间的关系。在注重养生、维护健康的同时，不妨碍谋生赚钱、拼搏奋斗；在社会职场拼搏奋斗的同时，不妨碍养生修心、珍惜生命。

宋代大文豪苏东坡在《灵璧张氏园亭记》中阐发了同样的养性思想，他说："古之君子，不必仕，不必不仕。必仕则忘其身，必不仕则忘其君。譬之饮食，适于饥饱而已。"并且说："开门而出仕，则跬步市朝之上。闭门而归隐，则俯仰山林之下。于以养生治性，行义求志，无适而不可。"苏东坡认为在社会上为政履职与个人养生治性并不矛盾，根据具体条件进退自如，适合自己即可，一切都需任运自然，无挂无碍，达到恰当平衡。这正是本文养性之士的典范。

6. 养生贵在自知、自足、自在

《黄帝内经》中讲的养生者的心态是"美其食，任其服，乐其俗，高下不相慕"。这意味着，不论个人身处何职、能力高低、收入多少，都能欣然接受并享受当下的状态：喜爱自己的饮食，满足于自己的穿着，安乐于自己的习俗，不因地位高低而彼此羡慕。每个人都能在自己的位置上找到快乐与平和，安然地享受现有的生活状态，各自充实，自足圆满。人的幸福源自内心的知足与自我认同，它不依赖外界的评判，也无须盲目与他人比较，从而避免不切实际的幻想与不必要的心理负担。对于名利和非名利持超然态度，既不刻意追求，也不完全摒弃，对外界的比较和依赖既不全然依附，也不彻底排斥。

老子在《道德经》提到的"小国寡民"也是指一种自足、自在的人生境界。每个人无论能力强弱和社会地位高低，都要活出自己的人生，活出自己的精彩，不与他人盲目攀比。这样就能够在世间站稳脚跟，建立自己的“小国寡民”，既不盲目随波逐流，也不盲目刚愎自用，达到一种自适自在的境界。在这样的状态下，每个人都能安处于内心的平和与满足之中，实现与自我、与社会的和谐共生，这正是得养生大道者的境界。

要达到这个自足、自在的状态，首先在于自知，《道德经》云：“自知则明。”这意味着要深刻了解自己的优势和局限，根据自己的实际情况顺应规律和趋势做出适宜的努力。

比如，如果一个人天生具备领导才能，并且周围的环境也提供了创办企业的契机，那就可以着手创办公司，领导团队推动经济发展、共同富裕。这样的选择顺应了其个人特质和外部条件，因此他做这些事并不会觉得很累，身体也不会承受太大损耗。同样，如果一个人拥有科研天赋，那么投身科学研究便是最佳路径，即使殚精竭虑搞研究也不会觉得劳损，因为他乐在其中。问题在于，许多人对自己的了解不够充分，对自己的定位不够准确。有的人本来具备当科学家的潜质，却因羡慕企业家的生活而拼命努力去做企业家的事，反之亦然。这样的错位不仅使人感到格外劳累，往往也难以在事业上取得成就，还特别伤身损命，导致一生都特别煎熬，健康损害自然不可避免了。

每个人都有自己的独特天赋，每个人也都有自己的实际条件，所以每个人都应该有自己独特的定位和发展方向，都应该有自己独特的精彩舞台。如果每个人都能够找到自己的舞台，活出自己的精彩，就可以实现真正意义上的人人平等，真正意义上的个个成功。每个人因为不同而同，因为不齐而齐，因为坚守自己而互相和谐，因为“小国寡民”而天下大同。当企业家的人享受当企业家的乐趣，当科学家的人享受当科学家的乐趣，这样才是“美其食，任其服，乐其俗，高下不相慕”。只有做到这样的定位和心态，才可以在追求名利和贵生养性之间达到圆融无碍，才可以做到于名利和非名利均“若存若亡”。

我们看到，孙思邈在本段讲养生的正面典型时，讲他们怎么实施养生之道时，实际上讲的是他们的心性修养境界，他们于名利和非名利若存若亡的超然心态，他们为人处世时达到的中道洒脱的状态。这就是所谓的“养性”。他们只要心性达到这个境界，就已经抓住了养生之道的根本，身心健康自然会得到提升。但得本，莫愁末。能如此养性，已经得到根本了，至于具体生活细节，怎么吃、怎么喝，都自然而然会符合规律，随心所欲而不逾矩，即使有一些细节偏差也无碍大局。

这就是孙思邈给我们提供的养生正面典型的画像。我们应该以这幅画像为标准去对照自己、指引自己、提升自己。

流行的观念不一定正确

这些养性的道理本身并不难理解，然而人们对养生的理解普遍存在偏差，重要原因就是社会上广泛流行的某些观念往往充斥着误区，特别容易误导我们。古今人性并没有本质区别，错误观念的传播总是更为迅速和广泛。正因为如此，孙思邈在此特别提出下面这个现象，提醒我们警觉。

余慨时俗之多僻，皆放逸以殒亡。

孙思邈很感慨，时髦的、流行的一些观念和习惯很多是错误的。“僻”，邪僻，就是错误的。是怎么错误的？“皆放逸以殒亡”。错误的观念是让人们生活放逸，不知道节制，不知道约束自己的行为以更加符合养生规律。“放逸”是因为不学习，一般人不主动学习，不知道什么是对的，也不知道什么是养生，不知道正确的观念是什么，也不想改变自己，只是盲目地随波逐流，追着时髦，跟风起哄，无意识地跟着周围的传言和道听途说来养生。

孙思邈那个时代是这个样子，我们现在还是普遍如此。现在社会信息和商业发达，养生知识来源参差不齐，甚至还有很多夹杂了商业意图和蓄意炒作，就让人们的养生观念更加众说纷纭，莫衷一是。

例如，现在流行生命在于运动，有些人本来白天工作已经很累了，晚上还去健身房练几个小时，或者下班后暴走 10 千米；随着智能手机深入生活的方方面面，许多人晚上到入睡的时间了，还在持续刷视频、玩游戏，到后半夜才睡；还流行节食减肥，一些人不好好吃饭，不吃谷物，只吃水果等。细节我们后面会慢慢讲，这些流行的观念和生活方式对身体健康不一定有利。如果不主动学习养生知识，人们得到的信息和观念都是别人推销给自己的，或者是道听途说、捕风捉影而来的。老百姓就是受到这些时俗的影响，不知不觉伤害了自己的身体健康。

这就是“时俗之多僻”，可以说这句话是力透纸背，贯穿古今，把我们的毛病看透了、说透了。本书也是在时俗多僻的背景下而作，希望能起到溯本清源的作用。

当我们开始知道要学习的时候，就不“放逸”了。因为我们知道什么正确，开始知道改变自己了，开始为善以自补了。改变跟放逸相对，开始约束自己，往好的方向走，就会慢慢摆脱时俗的误导。

聊因暇日，粗述养性篇，用奖人伦之道，好事君子与我同志焉。

孙思邈说，他特地抽出一点空闲时间，简单地介绍一下养性的内容，以帮助大家把生活过得更健康、更恰当。喜爱养生这件事的仁人君子，就是与他志同道合，大家一起来研究养生之道。“奖”就是帮助、促进。“好事君子”在这里是热爱此事之人。

到此为止，孙思邈就把养性论的开篇立意讲完了，以此引出后续养生论述的正文。

第二讲 养性为健康之本

养性是身体 – 精神 – 生活 – 社会的健康整体观。一个人生病不仅仅是身体的问题，更是生命整体状态的问题，是日子过错了，心性有缺陷，生活方式有问题，思想观念需纠正。

养性需要从生命的全方位、整体上、深层次进行调整，让完整的生活、完整的身心、完整的人生，包括工作、家庭、思想、情绪、价值观、饮食起居等方方面面，都要达到一个较好的状态。

养性是一种吸引力法则。一个身心行为符合规律的人，就会自然受到规律的祐佑。一个人做好了自己，过好了自己的生活，养好了自己的心性，自然就会迎来美好的境遇和结果，自然会获得健康，避免病苦。

疾病发生的土壤和疾病治疗的主动权都在自己身上，如果不知道修正自己、调整自己的身心生活状态，那么即使神医也不可能把这些疾病治愈。提高认识，反省自身，主动养性，纠正自己的不良生活方式和身心状态，才可能真正治愈疾病，恢复健康。

在生活实践中养性

夫养性者，欲所习以成性。

每个人生下来就有自己的特质，加上后天的学习和生活阅历，最终每个人都拥有不同的秉性，千人千面，各有特点，也因此体现为不同的生活状态和健康状态。每个人的秉性不可能尽善尽美，也不一定都符合养生之道，各自存在不同的优劣之处，可以认为绝大多数人自身都存在一些问题，导致自己的身心健康受损。所以为了延年益寿、预防疾病，必须通过养性，培养、修正、提升我们的秉性，成为新的自己，才能赢得更好的生命健康。

人的秉性是可以改变和改善的，这是养性的前提。养性就是不断地把自己身心深处不符合养生之道的特质去除，把养生之道所需要的优良品质塑造起来。当然这个过程不容易，因为这是一个不断自我塑造、自我革新的过程。

儒家经典《大学》中讲“日日新”“作新民”，就是要求人们在一生中不断学习、不断提高、自我革新。它指的不是表面形式上的革新，而是内在心性修养的革新，也就是这里说的养性。只有养性、改性，才算是成为新民，就是脱胎换骨，重新做人。用现代的话来说，这就是终身学习、深度学习、持续更新的过程。终身学习是指持续一生不断学习、不断进步，深度学习是指学习要达到深刻改造自己内在本性的程度，持续更新是指实现个人身心修养和生命状态的不断提升。从这里可以看到，古代圣贤极具革新精神和学习精神，善于积极开创，而非故步自封。

相反，生活中很多人实际上是故步自封的，他们从出了校门走向社会以后，基本上就不再学习了，刻板地认为只有学生才学习。在人生初期阶段形成的那一套固有思维、固有心态、固有习惯、固有心性等，会非常顽固、僵化地持续一生，而不再有任何变化。这样的人就是固定思维，一条道走到黑，人生几十年就像重复过着同一天一样，没有任何可塑性，没有任何想象空间，没有任何可期待的。当然也不可能期望他们能做什么养生延年、预防疾病的事了。我们观察周围可以发现，这样的人其实非常多。今天看到本书，就说明大家已经开始有养性和自新的观念，而不是那种故步自封的人了。

既然可以养性以自新，那怎么养性呢？答案是：欲所习以成性。

“习”的意思是练习、实践，在生活中身体力行实践某种知识。比如《论语》讲“学而时习之，不亦说乎”，其中“学”是指学到新的知识，“习”是指把学到的知识在自己生活、生产中进行实践和练习。如果不进行实践练习，那么学到的知识只能停留在口头上、文字上，无法变成自己的行动能力，无法内化为自己的内在秉性。所以这个“习”的过程非常重要，正所谓“纸上得来终觉浅，绝知此事要躬行”。

“欲所习以成性”就是把学到的养生知识、观念和方法，切实地在自己身上实践，在自己生活中体会，然后将其进一步深化、内化到自己身心底层，慢慢熏陶、改造、革新，提升自己的本性、心性、习性。这个就是养性的操作过程，要在生活实践中养性。大家读了本书也是如此，停留在思想上知道这些内容那是不够的，必须落实到自己的生活和实践中，才是有益的。

有的人天性就符合养生之道

性自为善，不习无不利也。

上文讲的“所习以成性”，是一个通过后天学习、后天实践来不断自新而实现养性的过程。《论语》提到“生而知之者，上也。学而知之者，次也。困而学之，又其次也。困而不学，民斯为下”。这种“所习以成性”，就属于“学而知之”，需要通过后天学习才能掌握养生之道，是绝大多数人都要经历的常规路径。

但也有极少数人，属于生而知之者，其天生的本性就自然符合养生之道，不用刻意学习，自然而然的所作所为就符合规律，就有益健康。这样的人被孙思邈称为“性自为善”。同样，这里说的“善”是指符合养生之道、符合规律的正确行为，而不是指为人善良。

我们经常看到有关长寿老人的报道，那些长寿老人很大一部分并没有什么文化，他们读书不多，学习的知识也不多，也没有刻意研究过怎么养生，也没有刻意采取什么措施去养生，只是顺应本性、自然而然地生活，而且还多是过着特别简单、朴素的生活，就达到了健康长寿的结果。他们的生活方式可能各有不同，甚至有的长寿老人还有一些不健康的生活方式，比如喜欢吃肥肉，喜欢吃咸菜，不锻炼身体等。但是他们都有一些共性，那就是性情豁达、心态安和、无忧无虑、知足常乐。他们不会经常忧愁苦闷，也不会经常愤愤不平，不会为了名利患得患失，也不会放纵欲望而毫无节制。他们的这些共性，就是他们的本性纯善，自然符合养生之道。他们不需要刻意养性而性已自善，他们“不习无不利”，不用刻意学习和练习什么养生之道，自然就做得符合养生之道。

如果一个人性自为善，那真是令人羡慕的事。但是有的人没有这个观念，会出现认识偏差。比如我们的孩子，或者我们的伴侣，本来是“性自为善”，属于极其优秀的品质，可是却常常被我们误解为缺乏斗志、干劲不足，或者容易吃亏。甚至我们会刻意激励或者逼迫他们，让他们去为了名利奋斗，让他们为了欲望而操劳。我们以为是在帮他们，实际上是在把一个“性自为善”的人拉进泥潭。多少人修心养性一辈子还达不到的知足常乐的心态，他们已经达到了，我们却像叶公好龙一样担忧，还要破坏这种美好品质。这是很荒唐的。

任何事情都有代价，当为了名利欲望去殚精竭虑时，代价就是我们的心性心态和身心健康，这个代价不容小觑。当然任何人都应该为自己的本职工作而努力，这是没问题的，只是不要过度，不要损害自己的身心健康。因此，我常常为孩子的心态豁达而感到欣慰，并不希望孩子为了什么目标而失去稳健的心态。我也常常为伴侣的宽缓安和而感到庆幸，并不希望家人为了什么追求而扰乱了心性。我们都应该珍惜身边那些性自善的人，帮助他们勇于保持纯善的心性，不要被各种诱惑所扰乱。

养性是身体－精神－生活－社会的整体观

性既自善，内外百病皆悉不生，祸乱灾害亦无由作，此养性之大经也。

这些已经达到性自为善的人，不但不会得内伤和外感的各种疾病，就连日常生活中的祸乱和灾害也都不会发生在他们身上。养性的这个效果又升华了。性自为善的人符合养生之道，他们身体上不生内外疾病，这个相对容易理解，那祸乱灾害也不会发生在他们身上，就不容易理解了。其实这个也有深刻的道理。

这个道理就在于，养性是身体－精神－生活－社会的整体观，人的身体健康、精神情志、生活方式和社会适应能力，这几个因素密切联系而成为一个整体。一个人的精神状态、心理心态、思维习惯、生活方式，会通过整体和全局的方式影响他的身体健康，影响他身体上疾病的发生；同样也会影响他的生活状态、人际交往、家庭关系和职业发展等。

我经常讲这样一个观点，一个人的生命状态是一个整体，是身体－精神－生活－社会多维联系的整体。这个整体包括了很多个侧面，比如身体的健康状态，心理、思维、情绪、性格等精神状态，家庭生活状况，职业发展状况，个人业务能力状况，祸福遭遇状况，社会适应状况等，所有这些侧面都是这个生命状态整体在各个方面的投射，每一个侧面都不能脱离这个整体而孤立存在，每一个侧面之间都是相互匹配、相互呼应的。这就像同一颗宝珠有很多个反光面，各个面发出的都是这个宝珠的光，而且都是一体的、联动的光。

因此，我们不能孤立地看问题，必须整体地看问题。比如，一个人的家庭生活中经常鸡飞狗跳，吵翻天，你说他在身体健康这方面会很好，这个不现实，他的身体一定存在因糟糕的家庭关系带来的疾病。一个心性或心态有缺陷的人，日常生活必然过得一塌糊涂，身体健康也一定有问题，家庭关系和职业发展都会出现问题。

因此，一个性自为善的人，除了能够实现身体健康，他在生活中必然也是心态祥和，家庭自然也和睦，职业发展也会顺利，人际关系融洽，生活的方方面面都会比较和谐。这样的人，自然也不容易遭受任何祸乱和灾害。

所以孙思邈通过这句话，明确把养性升华到了身体－精神－生活－社会这个整体观上来。养性的人所收获的不仅仅是身体健康，预防疾病，还有在社会生活中的幸福祥和，祸乱不生。

这是“养性之大经”，就是养性的大原则。养性的大原则就是让我们从身体－精神－生活－社会这个整体观上去实现“性至善”，达到身体健康和生活幸福的双重目标。

如果我们能抓住这个养性的整体观，把自己的心性修好了，心态端正了，思想理顺了，生活过对了，使生命和生活整体处于一个比较好的状态，自然符合养生之道，身体健康自然会好，生活、家庭、职业等方方面面都会好起来。有了这个整体观，我们就知道，一个人生病不仅仅是身体的问题，更是这个生命整体的问题，是日子过错了，心性有缺陷，生活方式有问题，思想观念需纠正。

很多人在没有系统学习养生之道前，零零碎碎得到的一些养生知识都不具备这个整体观，只是停留在一些细枝末节和表面现象上，像吃点什么保健品，喝点什么药茶，做点什么理疗，做个什么锻炼之类。即使每天实施了很多种养生方法，但因为其生活状态的整体没有根本改观，其做人、做事、言行思想等本性未移，所以很难收获真正的养生效果。

治未病胜过亡羊补牢

善养性者，则治未病之病，是其义也。

这里讲养性和治病的关系，善于养性的人是治未病。“治未病”是在没有得病之前，就采取措施避免疾病的发生，预防疾病。这个“治未病”是中医非常有特色的理念，它来自《黄帝内经》中的一句话“圣人不治已病治未病”，提倡在疾病发生之前就未雨绸缪，将疾病消灭于萌芽状态。这样就会收到事半功倍的效果，用比较小的成本达到预防疾病的目的。

善于养性的人是把自己的日子过对了，把自己的精神、心态和习性都调整到符合规律的状态，把自己的生活方式调整到健康状态，养性达到性至善，这样他自然就不容易得病，也就实现了治未病的目标。

除外急性传染病以及先天性疾病，一般的慢性病如高血压、糖尿病、肿瘤、脑卒中等，其发病原因绝大多数都与人的生活方式有关，包括人的饮食、起居、心态、情绪、家庭环境、职业环境等。这是中西医学都普遍认可的。在疾病的发病因素中，上述身心因素和社会学因素所占的比重很关键。如果在生活中通过养性把这些因素调整好了，将饮食、起居、心态、情绪、家庭环境和职业环境都调整到比较健康的状态，这些慢性病的发病率就会大幅下降。养性的人以较小代价就可以避免疾病发生，这种治未病的思维有很强的战略优势。

不养性的人则不然，他们在得病之前不会采取任何措施去预防疾病，很少提前规划和关注健康问题。一旦得病以后则是焦头烂额、措手不及，慌慌张张想尽办法到处去求治，花费很多钱和精力，受了很多罪，最终能治好这些慢性病的也是少数。这种思维模式就是亡羊补牢，在灾祸已经发生之后才采取措施补救，不但事倍功半，而且一般已经不可能完全恢复到以前的状态了，费尽周折最终也只能让损失减少一些而已。不提前采取措施预防疾病，就必然陷入在疾病后面追着跑、追着救火的狼狈局面。这个被动局面可能会伴随一个人的后半生，导致几十年都跳不出这个窘境。

养性的人会全方面提升自己

故养性者，不但饵药餐霞，其在兼于百行。百行周备，虽绝药饵，足以遐年。

养性的核心是把握生命的整体观和自我革新的深度，让自己的生命状态在根本上焕然一新。所以养性是从生命状态的全方位、整体上、本质上进行调整，让自己完整的生活、完整的身心、完整的人生，包括工作、家庭、思想、情绪、价值观、饮食起居等方方面面，都要达到一个好的状态，而不是在个别方面进行调整，也不是简单地吃个什么药品、什么保健品。

养性要兼于百行，什么是"百行"呢？就是日常生活的方方面面，整个生命状态的各个侧面，都要进行调整，让它们都全面地趋于养生之道的标准。比如，要修心养性，调整心态，调节情绪，看淡得失，超脱毁誉，节制欲望，提升价值观、人生观、世界观；学会经营家庭、适应社会，与人和谐相处，提升职业状态，改善生活条件；调整饮食起居、生活习惯，培养业余爱好……具体到每个人身上各自侧重不同，都需要在养性的理念指导之下进行调整，全面改善，这个就是"百行周备"。百行周备的结果就是达到性至善，使生命状态全方位符合养生之道。在这种百行周备的情况下，即使我们不服用药物或者保健品，也可以预防疾病，延年益寿。

德行不克，纵服玉液金丹，未能延寿。

"德行"并不是说善良的品德，而是符合客观规律叫"德"，符合德的行为叫"德行"。我们在生活中身心行为做得正确，生活方式符合养性的客观规律，身体 – 精神 – 生活 – 社会这个整体的各个方面都做得比较到位，这样就是德行完备。德行完备即养性做到百行周备的结果，是将养性落实于生活实践的表现。

“德行不克”是指生活的方方面面不符合养性的要求，很多身心行为是错误的。比如半夜不休息而去跑步；天天饥一顿饱一顿，胡吃海塞，饮食不节；天冷了不知道保暖避风寒；长期心态和情绪负面阴郁等，在生活整体上做得不到位，在精神、心态、生活方式等方面存在缺陷。在这种情况下，“纵服玉液金丹”，即使吃灵丹妙药，也不能预防疾病、延年益寿。也就是说，自己的生活过错了，日子过得不对，心性有问题，天天吃再好的药也作用有限。这就是养性，它强调了生命状态和身心生活的整体观，不是吃点什么东西能代替的。

很多人对养生的理解达不到这个深度，以为听专家讲了一个知识或养生要点，记住了每天吃什么、每天做个什么锻炼，就是养生。我在门诊上也常给患者说一些医嘱，讲点养生注意事项。其实这些一般很难达到什么效果。因为这样听来的零散养生知识，都是浮于表面的一招半式，没有养性的整体性和深刻性，没有百行周备、德行充备，没有全面地提升自己的身心状态。生活过得很颠倒，家庭生活中“鸡飞狗跳”，养生能养得好吗？答案肯定是养不好的。工作焦头烂额，养生也养不好。饮食贪欲不节制，养生也养不好。人生观扭曲，生活陷入泥潭，养生也养不好。价值观错误，每天都有一些阴暗负面的情绪、心态，养生也养不好。所以养生要抓住养性这个根本，全面、深刻地把身心生活的整体状态搞好才可以。

如果真想养生，就必须达到养性的高度和深度，一定要深挖自己的思想，深挖自己的身心生活，有哪些不当的地方，把它从底层全面扭转过来，否则都是隔靴搔痒，于事无补。养性的目的是改性，要重新做人，像换了一个人一样。人的性情变了、思想变了、生活变了，身体健康状态才可能彻底扭转，这才是养生。

一个人只有具备养生的主动性，愿意自我革新，愿意深入学习、深刻调整，才可以掌握养性的道理。如果他没有这个主动性，养性是很难实现的，甚至是很难理解的。一招半式总是容易的，全面革新是很难的。具体吃点什么总是容易的，心性调整是很难的。到这里就可以理解，很多人所做的养生因为太浅显、太零散，不深刻、不全面，所以实际上很难起什么作用。大家一定要警醒这一点。

养性是一种吸引力法则

故夫子曰：善摄生者，陆行不遇虎兕，此则道德之祜也，岂假服饵而祈遐年哉。

“夫子”在有的版本上是“老子”，其实后面这句话就是老子说的。老子在《道德经》中说：“盖闻善摄生者，陆行不遇兕虎，入军不被甲兵。兕无所投其角，虎无所措其爪，兵无所容其刃。夫何故，以其无死地。”这是老子的原文，孙思邈在这里摘录引用的。

“摄生”就是养生，也就是养性。养性比较好的人，在陆地上行走遇不到老虎和猛兽（兕是一种猛兽），到了军队里也遇不到兵器的伤害，老虎、兵器都没有机会伤害他，因为他没有死地。没有死地就是他没有机会遭遇灾祸和死亡。

没有死地，不是说他有什么神通，老虎不敢吃他，兵器打不伤他。这句话的意思是说，善于养性的人，他的身心行为顺应客观规律，他的一举一动都符合事物发展趋势，他永远是顺势而为，像庖丁解牛一样与周围的环境条件滑和无碍，不会产生冲突，就不会把自己置入险地。孙思邈把这个状态概括为“道德之祜”，这是道德祜佑的结果。同样，这个“道德”不是指人的思想品德，而是指人的言行举止符合天道自然规律，遵道合德。

一个人的身心行为符合并顺应自然规律和事物发展趋势，就是遵道合德，就会受到自然规律的祜佑，他就在与一切外部事物的接触中不会受到伤害，不会与一切事物产生冲突，就达到了无死地的结果。

比如，一个人在驾车出行时，能够认真遵守交通规则，礼让行车，不争不抢，保持良好的驾驶心态和驾驶习惯，那么即使路上车辆再多，他也不易发生交通事故。这就可以说他出行不遇事故，因为他的驾驶方式遵道合德，就会受到规则的保护，在交通出行路上他没有“死地”。而那些驾驶习惯不好、不遵守交通规则的人，到哪儿都容易遇到交通事故。

这就是一种吸引力法则。一个人自身存什么心性、持什么观念、有什么样的身心行为和生活方式，他自然就会吸引到相应的、同类的外界事物和发展结果。《易经》讲“同声相应，同气相求”，各种同类事物和现象之间会相互吸引，物以类聚，人以群分，就是这个道理。俗话说“妻贤夫祸少”，如果自己养性有成效，自然就会吉庆近之，灾祸远之。

一个养性的人，如果他的身心生命处于一种符合天道规律的状态，那么他就会受到道德之祐，遇到的外界事物会是和谐顺遂的，事物发展的最终结果会是圆满美好的，他就很少会遇到灾祸和伤害。因此可以说，养性做到深处，就是吸引力法则。一个人做好了自己，过好了自己的生活，养好了自己的心性，自然就会迎来美好的境遇和结果，自然会获得健康，避免病苦。

因此，“岂假服饵而祈遐年哉”，养性不是靠吃点什么灵丹妙药那样的雕虫小技，就可以期盼着延年益寿，而是我们遵道合德，有“道德之祐”，顺应自然规律，顺应发展趋势，自己永远走在正确的轨道上，这个天道的规律就会保护我们。

用药治病是不得已而求其次

圣人所以制药饵者，以救过行之人也。

既然说养性不是靠吃点什么灵丹妙药，那是不是药物就没有价值和用途呢？当然不是的。这里孙思邈特地给我们补充说明了药物的使用目的和场合。

药物是用来帮助那些因为不懂养性，已经发生行为过错并产生疾病的人，就是亡羊补牢、灾后救灾的。羊群已经跑出去了，这时候才想办法把羊圈加固，只是尽力减少一些损失而已，而不可能避免损失了。这是不得已而求其次的补救措施，是落于下乘的做法。这是圣贤对百姓的慈悲，在他们已经遭受病苦的情况下，勉强用药物的方式尽量做一些补救。但这里孙思邈苦口婆心的言外之意，是提醒我们，不要走到这一步被动的境地。

所以学了养性，懂得了遵道合德，就应该在发生疾病之前好好养性，尽量避免或减少这些疾病的发生，而不能单纯依靠药物和医疗去亡羊补牢，这样才能真正避免遭受损失。这是圣贤的本愿。

神医都去哪儿了

故愚者抱病历年而不修一行，缠疴没齿，终无悔心。

这一句话我们要列为座右铭，它对每个人的启发都很大。

不懂得养性的人，被孙思邈称为“愚者”，就是糊涂的人。愚者长年累月都在不断生病，不断治病，不断承受着病苦折磨，但他从来不修一行，不修正自己的身心行为，从来没有想过养性，没有想过要反省和改进自己的认识、思想、心态、行为习惯和生活方式等，光知道不断吃药，只把治病的赌注押在医生身上。

“缠疴没齿”就是一辈子始终都在忍受各种病苦的折磨。“终无悔心”就是从来没有反省过自己，是不是哪里做错了。他光想着自己这么多病，都是因为自己运气不好，都是因为医生医术不高、医德不够而治不好，因为自己钱不够而治不好，却从来不反省自身是不是存在问题。因为不知道反省，不能认识到自己存在的问题，自然也不会有悔心，不会改进自己。

此其所以岐、和长逝，彭、跗永归，良有以也。

岐伯和医和、巫彭和俞跗，这都是古代的神医，医术非常高明。“长逝”和“永归”就是说在实际生活中永远遇不到这样的神医，神医都消失了。为什么遇不到？因为这些病是植根于人的整个身心生活状态之中。如果患者从来不修一行、终无悔心，从来不知道养性，不知道修正自己、调整自己的身心生活状态，那么即使是神医也不可能把这些病治愈，这些神医来到面前也是束手无策，治不好他的病，所以结果就是永远不会遇到神医。

并不是说没有好医生，任何时候都不缺乏医德医术均优秀的医生。但是，在治疗大部分慢性病的过程中，我们要认识到医学不是万能的，医生也不是什么事都可以做到的，孙思邈这句话强调不能过度迷信医疗、依赖医生。

大部分慢性病都是生活方式不当引起的，都植根于我们身心生活的土壤中。这个土壤不改良，这个疾病就很难痊愈。比如我们胡吃海塞、欲望无度、情绪汹涌、劳心劳神，得了高血压、糖尿病。如果我们不纠正自己的身心状态和生活方式，即使岐伯和医和、巫彭和俞跗这样的神医来到面前，给我们开药，能治得好吗？我们设身处地思考一下就会理解，不太可能治得好。客观规律就是客观规律，神医并不能改变规律。所以不是神医不见了，也不是神医不神了，而是阻碍疾病治愈的主要因素在我们自己身上。

好医生其实一直都在我们身边，但是疾病发生的“土壤”和疾病治疗的主动权却在我们自己身上。我们需要提高认识，懂得反省自身，主动养性，不断纠正和调整自己的生活方式和身心状态，这样在医生的帮助下，才可能真正治愈疾病，恢复健康。

因为很多长期患病的人缺乏自我反省，不懂得养性、改性，不懂得疾病的复杂性和医学的局限性，只知道一味寻求神医，所以造成了疾病缠身，久治不愈，神医束手。这样的情况太多了，有一类患者被称为“名医杀手”，无论什么医生给他治病都得“翻车”。他为了治病在全国寻访名医，看过了现代医学各大医院，看过了各地中医，如国医大师、专家名医、民间“神医”，病还是治不好。然后就开始抱怨，说这些医院名不副实、名医名不副实，他看过的所有名医都被他称为“庸医”。抱怨医院、抱怨医生、抱怨命运，却从来没有反省过自己。这就叫“岐、和长逝，彭、跗永归”。其实不是这些医院、医生不优秀，而是自己不养性、不纠正身心状态和生活方式，不知道医生的作用本来就是有限的。治病不是单靠吃药、单靠医生就可以的，必须唤醒自己的主动性，提升自己的认知水平，以自我反省、养性、改性为基础，在医生的帮助下才可以长治久安。

疾病是不良生活状态在身体的投射

养性是整体观的养生。一个人的身心生活和生命状态是一个相互联系的整体，包括身体、心态、情绪、习惯、家庭、工作、人际关系，乃至日常娱乐等各方面，是一个有机整体，互相影响，牵一发而动全身。这个整体是土壤，人的健康和疾病是这个土壤里生长出来的禾苗。

没有整体观的人，不但没有正确的养生观和疾病观，也没有正确的治疗观，总想着靠“神医”和吃药可以把病治好，忽略生活状态这个整体土壤的影响。

从整体观的角度可以看出，疾病的真正来源是身心生活状态。如果我们的日子过错了，整体生活状态不好，心理状态不好和生活方式不恰当，那么一定会最终酝酿成各种疾病。这个疾病的产生有两种机制，一方面是错误的生活状态所带来的直接损害，另一方面是身体对于错误生活状态的一种代偿。

错误的生活状态会给身体带来直接损害。比如暴饮暴食大鱼大肉，就会引起肠胃功能不调，引起血脂高、尿酸高等；比如锻炼过度或日常姿势不当，会带来肌肉劳损、软组织损伤等；比如情绪过激会引起失眠、焦虑等。这种类型的疾病，占据了常见病的一部分，因为这类疾病的发病原因比较直观，容易被大多数人理解，所以人们一般对此类疾病具有一定的防范意识，知道在生活中规避。

另一类疾病是身体对错误生活状态的代偿。在不恰当的生活状态下，身体为了自我保护和自救，而不得不主动调整成为一种病理状态，而呈现为一个疾病。简单说，这类疾病本身就是身体自救和代偿的表现。这类疾病的发病原因往往比较间接和隐晦一些，很多人就很难理解了。而实际上这类情况是很多常见慢性病的主要发病原因。

我常常举一些形象的例子来说明这个问题。

比如，一个人的力量本来能承重25千克，但因为社会因素和主观意愿的影响，他经常去拉100千克重量的车。拉25千克车时很轻松，面不改色，心跳不加速。在他努力拉100千克的车时，他的血压就高了，脸红脖子粗，颈动脉都高高隆起，心跳加快，呼吸也喘促。人体有相当程度的自我调节能力和调节范围，在超负荷工作之下，呼吸、心跳加快，血压升高，脸色变红，都是为了适应当下生活方式的需要，身体自动进行调整，是为了保障身体在特殊情况下的安全而不得不进行的自救和代偿。

又如，当一个人被一条恶犬追着咬时，身体知道自己处于战斗状态，作为一种保命的自救反应，身体会把一切不紧急的功能如消化、睡眠、自我修复等暂时关停，把所有气血集中到四肢让人逃命。这时候出现的消化抑制、不知疲倦、免疫功能下降等，都是身体为了适应特殊环境而进行的自我保护反应。

这两个例子虽然是突发应激反应，在应激解除后身体可以复原，但是假如一个人在日常生活中，长期持续处于超负荷拉车或者被恶犬追咬的状态，那么他的身体也常年处于这种自救反应中，这就呈现为一种慢性疾病而不能恢复，比如超负荷引起的血压高、心率快，逃命状态引起的食欲不振、消化减退、失眠、免疫力下降等。

大家不要觉得这很荒谬，实际上现代人很多时候就是这个状态。拉车或者被恶犬追只是一种寓言式象征符号，可以是生活压力大，可以是欲望无节制，可以是工作劳损，可以是精神紧张等，都让我们不知不觉地处于这种不良的生活状态中。身体为了适应这种状态，为了在这种不良状态中自救，不得不进行代偿，主动调整成为一种病理状态，最终呈现为一个疾病。因此，日子过错了，我们对身心状态调整不当，身体就呈现为一种疾病状态，这类疾病就是身体在错误生活状态下的一种自救反应和主动选择。

一般人容易看到直接的疾病现象，而看不到其背后发生的身体代偿机制，就会单独盯着表面症状去治疗。比如生活中身心负荷过重导致血压高，是身体在特殊情况下不得不进行的调整，如果不考虑身体代偿的需要，也不去解决负荷过重和能力不足的根本问题，单纯使用降压药强行把血压降下来，这种思路永远也治不好这个病，也预防不了这个病。甚至强行消除症状的所谓治愈，其对身体的伤害比疾病本身还大。因为这类疾病的发生是身体为了自救，所谓治疗只是阻止身体自救，但又不帮它解决问题，只能使身体在左右夹击中更加受伤。

养性的人知道，疾病是错误生活状态的投射，那么他们在预防或治疗疾病时，就不是盯着这个表面症状，而是关注这个身体代偿反应出现的机制。养性的人把身心状态调整好了，养性养好了，把日子过顺了，让身体不再需要自救与代偿，病症就自行消除了，这才是从根源上消除疾病产生的原因，这才是治病求本，养生溯源，这样才能让人体保持长治久安的健康状态。

第三讲 养生的难点在养性

养生的难点集中在人的精神情志状态和感官口腹之欲方面，体现在提升心性和控制欲望，而不在于形形色色的养生方法和技巧。

如果一个人通过养性，心性修养提升了，感官口腹之欲也控制了，其身心行为越来越符合养生之道，那么他不用刻意祈求自然就能生活幸福，不用刻意追求长寿自然就可以延年益寿。

养生要抓住根本，践行规律，把事情做到位，把自己修好，结果就是水到渠成。

养性要能战胜名利心

嵇康曰：养生有五难。名利不去，为一难。喜怒不除，为二难。声色不去，为三难。滋味不绝，为四难。神虑精散，为五难。五者必存，虽心希难老，口诵至言，咀嚼英华，呼吸太阳，不能不回其操、不夭其年也。

嵇康是三国时期的一位思想家和养生家，他对于道家老庄思想有较深的造诣，对养生的学术和实践也非常有研究，曾写了一本养生专篇《养生论》，成为养生学的重要文献。这里孙思邈引用嵇康的论述，讲养生的难点。

嵇康认为养生有五个难点，第一个叫“名利不去”，第二个叫“喜怒不除”，第三个叫“声色不去”，第四个叫“滋味不绝”，第五个叫“神虑精散”。这五件事是能否取得养生效果的关键，也是难点。如果能做到这五件事，养生就会达到预期的效果。如果做不到这五件事，无论多么期盼延年益寿，无论懂得多少养生知识，采取多少养生妙招，服食仙丹灵药，吸收天地精华，都不可能取得良好的养生效果。

第一个难点是“名利不去”。

损伤身心健康的第一个因素是追名逐利的欲望太强。名利心对健康的影响是间接的，名利心不直接让人生病，但它可以在深层次左右我们的生活方式和身心状态，从而成为影响健康的根本因素。过度的名利心会迫使我们做很多不恰当的事情，包括超过自己能力负荷的事、不符合自身条件的事、过度无节制的事、不符合规律的事；名利心还会让我们处于一种负面的精神状态和心理状态，让我们走向一个错误的生活方式，最终损害健康。

在生活中因为名利心过度而损害健康的案例太多了。如果我们过于野心勃勃，追求一些不适合自己的东西，最终不但劳而无功，还会落得一身疲惫和伤痕。名利心让我们痴迷于跟别人攀比，总想超过别人，显示自己，不但增加了过多的身心负担，还严重影响了我们日常的心情。名利心让我们铤而走险，不惜以损害身心健康为代价去换取表面的虚荣。名利心让我们失去理智，违背规律地去做一些不切实际的事。名利心是一种心魔，我们往往不知不觉被它绑架，自己不能控制自己，而任由心魔的驱使，把自己的身心健康献祭。

我们之所以被名利心所绑架，关键在于我们不能找到自己合适的定位，自己不太了解自己。每个人都有自己的具体条件，自己应该谋求什么样的成就，应该追求什么目标，都应该符合自己的定位，这个定位要与自己的具体条件相匹配。有了这个定位之后，我们就可以把名利心控制在恰当的范围之内，我们的内心也就比较安定了。

自我定位清晰了以后，才可以顺势而为，像第一讲说的那样顺其自然，有多大能力就做多大事儿，有多少条件就干多少活儿，就会比较轻松，就摆脱了名利心的控制。这既不是贪图名利，也不是逃避名利，是适当地做符合自己本位的事情，做到适合自己条件的程度。一般人自己不了解自己，对自己也没有清晰的定位，搞不清楚自己到底想要什么，自己到底适合什么，只是贪图名利，互相攀比，随波逐流，在名利心的驱动下跟着别人跑，慢慢地，自己就被绑架在名利心的“战车”上了。

一般人在年轻的时候不知道自己的定位，也不够了解自己，往往会有过多的名利心，总想做出一番大事业，这也是人之常情。到了中年时期，每个人都应该研究这个问题，对自己进行反思，比如我到底是什么定位，我希望过什么样的人生，我要达到什么样的目标，我应该获得什么样的成就等，获得一个对自己的清醒认识。自己力气小，就拉 25 千克重的车，照样老婆孩子热炕头，幸福生活也都有。自己力气大，能拉 100 千克就拉 100

千克重的车，在社会上建功立业成为社会名流也没问题。名利心并不能完全没有，只是要有个度，这个度就是与自己的能力和条件适应，顺其自然。我们要避免名利心过度膨胀，避免小马拉大车，而要争取做到什么马拉什么车。

《道德经》说“自知者明”，自己能够认识自己，给自己找到合适定位的人，就是能够战胜名利心的人。先贤说“穷则独善其身，达则兼济天下”，也是根据自己的力量决定自己办多大事儿，自己该获得多少成就，赢得多少名利，都要与自己的实际情况相匹配，是自然而然的，而不是强求的。

人要想真正不被名利心所绑架，必须深刻地养性、改性，提高自己的心性修养，提高自己看待名利的认知水平。如前文所言，能做到于名利若有若无，于非名利若有若无，就可以游刃有余地驾驭名利心而不被名利心所绑架了。

养性要能调节情绪

第二个难点是“喜怒不除”。

喜怒就是说我们的情绪，它指代喜、怒、哀、乐、悲、恐、惊等在内的各种情绪。

如果说名利心对健康的影响是间接的，那么情绪对健康的影响就非常直接了。一个人的情绪波动，都会通过自主神经系统直接改变我们体内的生理状态和生理参数，比如生气时血压飙升、心率加速；焦虑郁闷时血管收缩、血行滞涩、神经抑制；情绪激动时神经兴奋过度，气血波涛汹涌等。

因为情绪直接影响自主神经系统，自主神经系统负责调控全身各个脏器的功能，所以情绪波动对生理状态的影响是全方位的，情绪过度可能带来的疾病是非常广泛的。

小幅情绪波动引起的生理改变是可逆的，在情绪平复以后就可以恢复至正常生理状态。过度的情绪波动，包括大幅情绪波动和持久的小幅情绪波动，都会引起不可逆的生理改变，在情绪平复以后，身体还难以恢复至正常生理状态，从而成为病理现象。如果在生活中长期、反复出现这样的过度情绪波动，身体的病理改变会慢慢累积，逐渐形成一个大病或慢性病。

这里强调一个度的问题，并不是说人不能有情绪。在适当范围的气血波动是没有太大危害的，身体可以通过自行调节恢复。只有过度的情绪波动才会引起疾病，我们要警惕的是任何情绪都不要过度，这包括两个方面：一方面是单次情绪波动的幅度不要过大，另一方面是小幅情绪波动的持续时间不要过久。大幅情绪波动对健康不利，人们容易认识到。而小幅情绪波动的持久存在，是人们容易忽视的，而这个往往是损害身心健康更重要的因素，像温水煮青蛙一样让人深陷其中而不自知。

一个人控制情绪的能力，属于性格层面的因素，一般来说性格不容易改变，本性难移。一个人爱生气、爱发火、爱郁闷、爱焦虑、爱恐惧等习惯不太好改。因为很多人养生而不养性，虽然看似很注意身体保健，但自己的情绪控制不了，性格中的不良因素改变不了，所以身体健康的基本面还是提升不了。一个人控制不了自己的情绪，就会被情绪所奴役，那么他的身心健康一定会受损害，连带他的生活工作也会被拖累。所以，我们在临床上经常会发现一个人的性格和他的体质具有相关性，就是因为情绪与身体的互相影响。

一个人常常生气就容易血压高，如果他爱生气的性格不改变，单靠吃药，他的高血压就很难治好。一个人心胸狭窄，思虑过度，就容易气滞血瘀，如果不能打开心结，光靠吃药，他的气滞血瘀也很难痊愈。依此类推，一个人的不良情绪不但与疾病的发生相关，而且还对他的身体进行持续破坏，给这类慢性病的治疗带来极大的阻碍。反过来，我们预防疾病的重点也在这里。如果能保持良好的情绪状态，自然就会少得很多病。

我们学养性，就要改善日常的情绪状态，从性格和心理的深层出发修养我们的性情。我们要在生活中逐渐学得心胸宽厚一些、性情豁达一些、情绪稳定一些。最好的境界就是不以物喜、不以己悲，对于生活中的各种境遇都看得比较淡然，遇到好事不那么得意忘形，遇到坏事也不那么忧愁恐惧，各种情绪都比较平缓而不过度，这样养性就做到位了。在这种情况下，这个人自然会身体健康，并且与很多疾病绝缘。

思虑劳神更要命

我们先看第五个难点——“神虑精散”。神虑精散就是一个人思虑太多，脑子一刻也停不下来，整天胡思乱想各种问题，导致精气神耗散过度。

1. 思虑劳神是精神内耗

从我们的理性来看，这些思虑过多的人每天不停地在想各种问题，多数想法都是庸人自扰、杞人忧天，没有什么意义。但是他控制不住自己的想法，还在不停地内耗与纠结。每天对同一个问题能反复想它千百遍，谋而不断，想了半天最后也没有结论，也没有落实到实际行动上，第二天再接着反复想，想了一年还没有结论，每年都在胡思乱想。这样思虑过度的人，身体是不可能好的。

思虑过度的人，因为劳心劳神，导致精气神消耗太大。劳神比劳力更伤人，而且伤得更深，不光伤气血，更伤精神。这种心神损耗会让人整个精神面貌都萎靡不振，身体各方面的功能都全面下降。另外，思虑过度还会导致气血郁结。如果一个人心里有百般纠结，身体上的气血就一定会有百般郁结；心里一团乱麻，身体上的气血也会一团乱麻。气血郁结时间长了，就会出现各种气滞血瘀相关的症状，甚至变成器质性的症瘕积聚。

这种人的特点就是我们通常说的纠结、优柔寡断、心思太重、疑神疑鬼。他每干一件事都胡思乱想很久，表现得很纠结，这种纠结体现在很多方面，核心就是沉迷于太多细节，本质是患得患失的心性，这种心性让人在任何时候都怕吃亏、怕出错、怕损失，太多的担心害怕会让人畏首畏尾、犹豫反复、思虑过度、谋而不断。

2. 心气弱的人容易思虑过度

思虑过度的另一方面，也说明这个人心气怯弱，不能有自己的主心骨，没办法拿定主意，并付诸行动。《黄帝内经》中讲到人的勇怯时说，“勇者气行则已，怯者则着而为病”，就是说心气怯弱的人更容易生病。

还有人特别喜欢疑病，就是整天怀疑自己有病，总琢磨自己可能病重了。咳嗽一声就上网一查说可能是肺癌，非常害怕。半夜醒来睡不着，就胡思乱想。听别人说凌晨 1 ～ 3 点是肝经流注时间，是不是肝癌？更有医学爱好者，业余爱看看医书，这本来是好事，可是一看各种病症病理的名词，觉得都跟自己很像啊，整天如惊弓之鸟。

现在社会上这种思虑过多的人特别多，尤其是年轻人胡思乱想的更多，所以年轻人焦虑、抑郁的发病率越来越高。这是由于现在年轻人所处的生活环境导致的。现在城市里的年轻人虽然生活条件好，但实际上生活越来越单调。他们从小到大，从家里的小房间到学校教室的小房间，就在这几个房间里转来转去。生活内容主要是学习，即使娱乐也都是被严格安排得跟上课一样。他们的生活远离大自然，生活环境狭窄，日常活动太枯燥，就像在笼子里养鸟一样。在这种单调、枯燥、封闭的生活环境下，人就容易思虑过度，也会越来越怯弱。理想的童年，应该可以经常到广阔的田野里奔跑，有自由驰骋的空间和时间，这样的生活环境会让人有豪放的精神气质，做事干脆利索，想干就干，不想干就不干，不纠结、不犹豫，就不会胡思乱想。

3. 思虑过度的人其病难治

在治病的过程中也存在这个现象，思虑过度的人其病很难治。临床上遇到的“名医杀手”，其病往往并非绝症，但被各路名医都看过了却治不好，很多就属于这种情况，其人思虑太多。

刚吃一口药，就想这药味道不好，一定是医生开错了，不能吃；第二天再换个医生，刚吃了药，走路脚痛了一下，就想吃这药伤脚，赶紧又换。

一看是补药，就想我虚不受补；一看是泻药，就想我受不了泻。

一看药里有桂枝，就想这药太热，不能吃；一看药里有石膏，就想这药太凉。

医生给他耐心解释病情，就琢磨这医生这么有时间，可能是患者少、医术不高；医生跟他说得少了，又琢磨医生医德不够、缺乏耐心。

医生给他开的药味多了，就琢磨医生是为了卖药；开的药味少了又琢磨这么点药恐怕不能治病……

这样的人的病不好治，也治不好。

什么人的病好治？就是豪放的人，思虑少而行动力强的人。他不多问、不多疑，医生开了药就喝，按医嘱执行，中间如果有什么不舒服的也不胡思乱想，复诊时跟医生反馈，让医生看情况再调药。他信任医生，内心笃定，做事踏实，这样的人的病好治。

思虑过度的人不只是治病难、养生难，在生活中做事也是这样，步履维艰，每走一步在心里都有千千结，生活和事业也会遇到很多困难。我们一定要想办法避免这种状况，主要可从三个方面入手：一是培养我们的豪放精神，不患得患失；二是提升我们的思考力，头脑清晰，思维有条理；三是培养我们的决断力，谋而能断。杜绝思虑过度的根本方法是养性，提高我们的心性修养、心智水平和心理心态。《论语》说“君子坦荡荡，小人长戚戚”，就是讲修养高的君子胸怀坦荡，无所思虑系累，而修养不高的人其心胸中总是思虑忧戚。养性之人就是要逐步向坦荡君子的方向迈进。

要做静为躁君的不倒翁

“名利不去”“喜怒不除”“神虑精散”都是思想、情志层面养性的难点，归根结底就是“静躁之别”。

静指的是一个人的精神情志比较稳定，思想澄清，心态淡然，意志笃定，不太容易受外界的干扰。这种可以称为精神情志的不倒翁，无论在什么情况下，都能沉稳地守住自己的清明静定。躁就是指一个人的精神情志不稳定，思绪纷飞，情涛意浪，特别容易受外界的干扰。这种躁动的人整天匆匆忙忙，情绪飘忽不定，遇到风吹草动就容易走极端。名利心、喜怒情绪、劳神思虑这3个方面就是最具代表性的、给人带来刺激干扰的因素。因此，一个人在这3个方面的表现最能体现其心性上的静躁之别。

人在社会和自然环境中，受到的一切外来刺激因素，包括社会性的精神心理刺激，自然环境的物理、化学或生物刺激因素等，都会让身体在神经、内分泌、循环等一系列病理生理机制的驱动下，发生病理生理学应激反应。一个人精神情志方面的静躁不同，直接影响他的身体对外界刺激因素的应激反应模式。静定的人，其身体在受到外界刺激后的应激反应缓和、稳定、可逆，一般不会给身体带来病理损伤。而躁动的人应激反应激烈、冲突、不可逆，往往会给身体带来实质性的病理损伤。这就是精神情志的静躁修养不同对身体健康带来重要影响的机制。

《道德经》讲“静为躁君”，就是我们的精神情志要保持静定，以此来制约躁动；还讲“重为轻根”，就是在精神情志各方面要持重、笃定，而不要心思轻浮，频频受到扰动而不能自主。我们通过养性，去克服“名利不去”“喜怒不除”“神虑精散”这三点不良心性，在精神情志方面做一个静为躁君的不倒翁，面对任何情况心如止水，八风不动，就能够保持最好的健康状态。

感官和口腹之欲是健康杀手

另外两难——“声色不去”和“滋味不绝”，主要讲感官和口腹之欲。

声色、滋味，指所有感官享受，包括听觉对各种声音的享受、视觉对各种影像的享受、味觉对各种味道的享受、嗅觉对各种气味的享受，以及触觉对各种质地的享受等。在日常生活中，听觉、视觉和味觉的刺激比较突出，而嗅觉、触觉的刺激相对没那么强烈，所以就用声、色和味来代表所有感官享受。

1. 过度的声色滋味消耗精气神

有的人每天听太多音乐，频繁出入乐声震天的舞厅、酒吧，长时间持续戴耳机，这都是声音刺激过度。也有被动的声音刺激过度，就是现代大城市的噪声污染，比如生活在闹市区、道路旁的人会受到日夜不断的车流声、喧哗声的刺激。

色有两层含义。第一层是指物体的形色，包括所有能带来视觉刺激的东西，比如长时间看电脑、手机、电视、电影，长时间看五光十色的灯光等。《道德经》说“五色令人目盲”，就是指过度的视觉刺激会损伤人的眼睛。

现代人最普遍、最严重的问题之一就是看电子产品屏幕时间太长。很多人除了睡觉的几个小时，连日带夜不停地看电子产品，包括工作和休闲时间，甚至连吃饭、如厕、走路都在看手机。这些电子产品对视觉的刺激强度很大，持续时间又长，不仅会损伤眼睛，更是现代人精气神消耗最大的一个因素。打个形象的比方，这些电子产品屏幕就像一个可怕的光魔，在世间贪婪而肆无忌惮地吸取着每个人的精气神。当然，城市中过度的光污染也给人们带来很多被动的视觉刺激。

色的另一层含义是美色，指人对美色的贪欲。如《孟子》提到“食色性也”，讲适度的色欲是不可避免的人之常情，但色欲过度就会导致精气神的快速损耗，给身体健康带来极大伤害。从古至今，太多人因为色欲过度而伤身害命，正如俗话说的“色是刮骨钢刀”。在这个含义下，声色合在一起，指代一切让人放纵欲望、纵情娱乐、荒淫糜烂的生活方式。在古代，放纵声色还只是少数达官贵人才有的条件，而在物质生活丰富的今天，任何人都有这个条件，所以声色之害愈演愈烈，对人们的伤害也越来越大。比如，现代有些年轻人过度流连于娱乐场所，吃喝玩乐，夜生活过度，沉迷声色，最终把身体健康损耗殆尽。

味觉刺激跟人的饮食习惯有关系，现在比较普遍的饮食习惯都涉嫌味觉刺激过度。比如，人造食品添加剂带来的味觉刺激已经成为现代人躲无可躲的危机。几乎所有加工食品都有食品添加剂，它们带来的味觉刺激强度超过天然食品，对人的诱惑很强，但其中不乏一些食品添加剂对身体健康是有害的，尤其是长期大量摄入时。又如，现代人无辣不欢成为普遍风尚，火锅烧烤风行南北，这些都体现了人们的味觉刺激阈值越来越高、味觉刺激强度越来越大。

适当的感官享受可以让我们心情愉悦，也对身体健康有益。过度的感官刺激却适得其反，会损耗我们的精神气血，损害身体健康。《道德经》说“五色令人目盲，五音令人耳聋，五味令人口爽，驰骋畋猎，令人心发狂，难得之货，令人行妨”，就是强调感官享受的欲望过度，会让人的身体和精神受到损伤。

各种感官刺激之所以让人感觉快乐，是因为通过刺激感官激发鼓荡了体内气血，让人的神经内分泌过度兴奋，让人们在感受到快乐的同时，气血消耗也非常剧烈。这里面存在一个度的问题，适当的感官享受并没有很大问题，过度的感官刺激就会严重耗散气血，不但损伤人的身体健康，也会腐蚀人的精神。

2. 古时的皇帝为什么长寿的少？

说到这里，不得不提一个很多人经常疑惑的问题。古时候皇帝们生活条件很好，御医的医术也不能说不高，为什么长寿的并不多？有人说皇帝不长寿就说明中医没疗效，这其实就是不明白养生五难的道理。皇帝为什么不长寿？因为他们普遍沉迷于声色犬马的生活，沉溺于感官享乐、酒色喧嚣，加上政务繁忙、劳心劳神、钩心斗角、饮食无节、喜怒无常，使他们的生活“五难”全占了，并且没有人能约束他，所以皇帝们的身体健康一般都是堪忧的，寿命甚至还不如普通人。他们的生活方式是这个样子，完全不能养性，医生的医术再高明，也很难让他们健康长寿。我们现在有一些患者也是如此，由于生活和工作环境的要求，常常“五难”并存，生活方式一团糟糕，自己不能改变。在这种情况下，无论怎么吃药治病，其身体都难有起色，医生也常觉无能为力。

3. 应警惕口腹之欲的泛滥

“滋味不绝”是讲人贪图口腹之欲，饮食不节。口腹之欲是很多人难以克服的欲望，它除了感官中味觉享受，还涉及人性中更深层的本能欲望。《孟子》提到的观点“食色，性也”，就是认识到食欲是人性深层的本能。当然，正常的食欲是必须有的，是人们生存的必要条件。但是在物质生活日益丰富的时代，食欲被无限放大，造成食欲过度和饮食不节，反而给身体健康带来了严重损害。饮食过度导致消化不良，给肠胃带来过重的负担和伤害，而且营养过剩造成高血压、高脂血症、肥胖、心脏病、脑血管病、糖尿病等一系列疾病，已经成为现代人极为普遍的健康问题。

由于物质条件的改善和受商业利益的影响，现代人的饮食不再是单纯的吃饱饭，而成了对人们口腹之欲的诱惑和挑逗，各种花样翻新的美食、零食极尽魅惑之能。因此，现代人控制口腹之欲的难度越来越大了。儿童自幼被各种诱人的零食包围，成年人被天南海北的美食吸引。水果、奶制品、肉制品、火锅、烧烤、糕点、酒水饮料，琳琅满目，你方唱罢我登场，连番轰炸着人们的味觉。

还存在一些营养观念上的误区，助长了饮食不节的泛滥。有的人认为凡是身体需要的营养就多多益善，吃进去越多越好。其实，人体需要的营养要适当摄入，摄入过多或者过少都是不利的。摄入过少则营养不足，摄入过多如果不能被及时分解排出体外，就会在体内产生其他不利影响，给身体带来负担，壅滞血液循环，甚至淤积成积聚肿块。摄入营养需要把握一个适度的量，避免太过和不及。

有的人认为，营养必须全面，各类营养物质一定要全部摄取完整，除了吃饭还要补充各类营养剂，以保证营养全面。这是个误区，其实人体所需的营养，有一部分是直接摄入的，更大一部分是在体内合成的。比如都知道牛肉、牛奶所含营养丰富，可是牛一生中基本上是只吃草的。普通人只吃家常便饭，一般也不会缺什么营养，除非另有特定疾病。这就是生命有自己的能动性，会把食物加工成自己所需的各种营养，而不是像一个化学反应试管一样，里面需要什么就必须放入什么。现在很多人对营养贪多、贪全，造成摄取营养过度，反而给身体带来了很多负担。

4. 饮食习惯应保持稳定

当然这里有个前提条件，就是我们日常饮食方案要能满足身体所需营养的一个基本盘。怎么来确定这个基本盘呢？最重要的是要重视饮食的传承性，即每个地域的传统食谱和饮食习惯要有一定的稳定性，要成为我们饮食的基本盘。

北方和南方生活环境不一样，吃的东西也不一样，中国人与美国人长期以来吃的东西也不一样。每个地域的饮食习惯和食谱，都是人民群众长期实践、不断完善、久经考验，最后形成的一种具有稳定性的选择。简单说，就是已经经历了各种尝试、试错、实践、纠偏，最后形成的最优方案。

我们人体内肠道微生物群落以及消化酶都是经过长期训练后与我们的饮食结构相适应、相匹配的，这也就形成了一方水土养一方人，一方人一方吃食的认识。如果突然改变饮食结构，中国人按美国人的食谱吃，南方人按北方人的食谱吃，就很容易生病。虽然营养本身都没问题，但不一定适合自己。

因此，我们建议饮食尽量遵循传统，尊重长期以来的饮食习惯。即使要改变也要慢慢调整、慢慢适应，不宜在短时间内突然大幅改变饮食习惯。比如，有的人从小以吃米面为主长大，在原来的饮食结构中米面占70%，现在变成60%，增加点肉蛋奶，缓慢和小幅的改变是可以适应的。有的人走极端，突然就不吃米面类碳水化合物，每天只吃肉、奶或水果，这一定会给健康带来不利影响，因为身体根本就适应不了这么大的饮食变化。

现代人有一些饮食改变是无意识的。因为农业生产和物流运输的发展，我们可以随时随地吃到来自世界各地、不同季节的食物，很多人就会为了新鲜感和满足口腹之欲，频繁尝试不同食物，自然而然造成饮食结构频繁改变。这也给身体带来较大负担。因为每种食物的变化都需要身体去适应，需要肠道微生物菌群发生调整，频繁变化导致频繁调整，就会导致身体损耗和疾病的发生。

因此，自古以来中医提倡的饮食习惯是稳定、有规律、有节制，食材不宜太杂乱多变，最好是食用当时、当地比较常见的品种。因为我们的身体对这些食材比较适应，每天这么吃饭有规律，身体毫无负担。不宜经常吃那些生僻冷门、奇奇怪怪的东西，那都是对身体的挑战。当然饮食太单调也不好，家常饭的种类时常轮换一下就好了。古人讲“粗茶淡饭最养人，萝卜白菜保平安”，就是强调饮食品种的家常性和稳定性。

5. 淡泊为贵，中和为美

感官和口腹之欲对人的诱惑在于新鲜刺激，而人体保持健康的条件是常态稳定。我们对待感官和口腹之欲的态度，都要以淡泊为贵、以中和为美，这是大原则，就是维持身体状态的稳定有序，避免大的波动。淡泊的人不是没有快乐，而是他很容易获得快乐，快乐阈值很低，稍微有一点享受就很快乐、很满足，而不需要过度刺激。中和的人，对各种享受和欲望保持适度，不能没有，但也不能过度，不走极端，都控制在一个适中、恰当的范围内。饮食方面，不同的味道也要中和一点，不要太咸、太酸、太辣和太香，当然也不要太臭。

比较淡泊的人，走在路上看到一片小树林，几棵很普通的白杨树，黄叶飘摇，就感觉很美。到树林里走一走、坐一坐，就感觉很享受，快乐感油然而生。很轻柔的感官刺激就让人觉得很愉悦，这是精神享受的淡泊之美。而有的人必须到夜店里，只有受到音乐和灯光的强烈刺激才能快乐一点，否则就觉得没意思，精神不振，这是他的感官和精神都被麻痹了，已经生病了。

饮食最好的状态就像喝一碗淡粥，粥只有淡淡的米香味，没有其他太大味道，但是我们喝着很香、很愉悦，这就对了。能够欣赏这个淡粥的香味，说明自己的身、心两方面都比较健康。如果非得在里面放多少辣椒、多少香油才能吃得下，必须重味道、强刺激才能吃得下，就说明身体可能已经有问题了。

要想达到淡泊为贵、中和为美的状态，能够控制自己的感官和口腹之欲，就必须通过养性，提高我们的心性修养境界和生活审美水平，最终才能让我们获得更优雅、健康的生命体验。

养生的五个难点都属养性

养生五难都集中在人的精神性情和感官口腹之欲方面，都属于养性的范畴，这就告诉我们应以养性为本，而不要停留在形形色色的养生方法和技巧之中。

讲完这五难之后，嵇康特地总结强调了一下这五难的重要性。

五者必存，虽心希难老，口诵至言，咀嚼英华，呼吸太阳，不能不回其操、不夭其年也。

“必”的意思是假设，“难老”就是长寿。假如身上有这五种毛病没有去掉，那么即使心里期盼着要长寿、嘴里经常念叨着养生格言，即使每天吃着各种养生保健品如人参、枸杞、三七、菊花等，也还是不能不背离他的养生初衷，无法实现延年益寿的目的。

也就是说，只要这五难不克服掉，无论怎么努力养生，最终都是白费力气，都没有成效。因为这5个方面是养生的根本和关键，其他的各种养生技巧和方法都属于枝末，舍本求末是没用的。一个人不养性，整体精神面貌不修养起来，心性和情志状态不提升，名利心、情绪都不能节制，思虑劳神不能减少，感官口腹之欲不调控起来，其他做什么、吃什么都意义不大。

五者无于胸中，则信顺日跻，道德日全，不祈善而有福，不求寿而自延，此养生之大旨也。

假如一个人已经通过养性克服掉了这五难，他的心性修养提高了，感官口腹之欲也控制了，他养生的成就会越来越显著。他的身心行为就会越来越符合客观规律，遵道合德，他就会得到规律的保护。他不用刻意祈求自然就能生活幸福，不用刻意追求长寿自然就能延年益寿。通过养性来克服这五个难点，这个就是养生最重要的原则。

所以我们养生也好，做事也好，都要抓住根本，遵守规律，践行规律，自己把事情做对，结果就是水到渠成。

仁者寿

然或有服膺仁义，无甚泰之累者，抑亦其亚欤。

有的人虽然对前面所讲的五难没有研究，也没有从这 5 个方面去养性，但是他本身有仁义之德，是宅心仁厚的人，他在生活中各个方面都保持平和适度，不走极端，就不会受到过度损耗，也能得到不错的养生收益，仅次于上述克服五难之人。这一类人就是我们前面说过的性自为善，天性仁义，符合规律，即使不养生也有延年益寿的结果。《道德经》说“圣人去甚、去奢、去泰”，就是懂得养生之道的圣人会避免过度、奢侈或极端的行为，即“无甚泰之累者”。宅心仁厚、性自为善的人，自然而然就能做到这一点，对各种事情的态度都是平淡随和，随遇而安，不走极端，就不会被损耗太多。这个状态就是我们养性所追求的目标。

《论语》说“仁者寿”。汉代思想家荀悦在其著作《申鉴》中说：“仁者内不伤性，外不伤物，上不违天，下不违人，处正居中，形神以和，故咎征不至，而休嘉集之，寿之术也。”这就是说仁者中正平和，不受任何方面的损伤，就不会有任何灾殃，而多逢吉庆，这是益寿的方法。

这样的仁者，其实在我们生活中并不少见，只不过因为他们是普普通通的老百姓，并不会声名在外，所以我们才注意不到。他们可能并没有主动养生，也不看书，甚至没有文化，但他们不贪图名利，无论贫穷富贵都不发愁，无论得失都不挂怀，知足常乐，跟别人不争不抢，不想占什么便宜，不想出什么风头；他们不怨天尤人，与人为善，每天乐呵呵的；他们不作非分之想，心地淳朴；他们不贪图物质享受，嚼得菜根，节俭朴素，安贫乐道。他们只是按照自己仁义的天性，就这么安静地生活，自然暗合淡泊之美、中和之道，远离五难，所以不期而得，收获延年益寿的结果。

我们经常看到新闻报道的长寿老人，很大部分就属于这种仁者。他们往往文化不高，也没有刻意养生，但大部分都天性淳厚，不忧愁，不妄为，有啥吃啥，知足常乐。他们的饮食有时候并不特别健康，但仍然能长寿，就是因为这种淡泊中和的境界，就是静为躁君，这才更关键，长寿老人多半都是这样的。相反，很多养生专家、医学专家反而不一定能延年益寿，就是因为专家虽然“口诵至言”，懂的知识很多，讲的理论很多，但自己并没有养性，没有改性，没有落实到自己的身心境界上，没有知行合一，最后还是过不了五难的大关口。

因此，我们在学习养生知识的同时，也要培养自己的仁义品质，做到仁者寿的境界后，也就不会对养生的事情有什么困惑了。

养性要知行合一

不能知行合一，这是人们的通病。养生的知识并不难懂，但是真正把养生做出成效的少之又少，大多数人都把养生停留在口头和想法上，知道这个事，有这个想法，但是身心行为改变不了，生活状态改变不了，也得不到益处。

《道德经》讲“自胜者强”，就是因为人改变自己是很难的，深刻地改性那就难上加难，唯强者可以做到。一般人改变不了自己的心态，控制不了自己的情绪，约束不了自己的欲望，提升不了自己的心性，摆脱不了名利和声色滋味的诱惑，最后只是能做到喝点菊花茶、吃点三七粉，停留于表面文章，养生自然不会有什么成效。

既然很多人做不到，那为什么还要讲这么高的境界，何不就按大家能做到的低标准来讲养生？有句古话叫“取法乎上，得乎其中；取法乎中，得乎其下；取法乎下，无所得矣”。向较高的目标努力，一般会得到中等的成就；向中等目标努力，就只能得到下等成就；向下等目标努力的话就很难得到什么成就了。这是人性的规律。所以目标高点没关系，把养生的目标理解透了就付诸努力，即使不能达到最好，肯定也会大有收获。而如果一开始就把养生定位到喝点什么保健品之类的小目标，可能永远也不能在养生方面得到什么收获了。南宋金丹派养生学家白玉蟾在《修道真言》中说：“人当以圣贤自待，不可小视自己，则上达矣。”

养性就是深刻地改变一个人，让他改了心性，变了生活方式，也就改变了人生。人生有一个轨迹，自幼及长，如何吃喝拉撒，有什么样的生活方式、什么样的情绪、什么样的性格、什么样的思维，都已经有了惯性，就好像从山上滚下来一个石头，它照着既定的方向冲过来了，有很强的势能和惯性。这时候如果想扭转这个惯性是不容易的，需要付出极大力量。要改变我们身心的惯性也一样，现有的惯性已经朝着生病的方向冲过去了，必须用很大力量才能扭转这个轨迹。只有把多年积累的不良身心状态扭转过来，才能达到防病、延年的目的。因此，从某种角度来说，真正的养生，就是要改命。我命由我不由天，我们要做能战胜自己的人，才能把自己的身心健康掌握在自己手里。

但也不必存在畏难心理。正如前面提到的仁者寿一样，远离五难的养生目标其实并不是多么高深和遥远，很多人天生就可以达到，每个人也都可以做到，只要我们愿意。这里面的核心就是一个观念的转变而已，正如《六祖坛经》所言："一灯能除千年暗，一智能灭万年愚。"当我们深刻领悟了养性的道理后，一念之转，就可以改天换地、旧貌换新颜。要知道每个人的主观能动性是特别强的，真正懂得了养性的道理，下决心马上做，就可以真得到收获，真想改变就可以改变，很多人得不到养性的益处，只是因为他们并不想改变自己而已。从古到今这么多养生资料记载的就是每个人自我提升的心得，我们逐渐向他们靠齐，这个是可以做到的。

第四讲

《黄帝内经》的养性方法

前三讲主要从思想、认识和原则上阐述养性的理念，本讲则从中医学理论出发，进一步揭示养性的原理和方法，使得养性具有更加坚实的医学内涵和更加贴近实践的可操作性。

为什么会半百而衰？

黄帝问于岐伯曰：余闻上古之人，春秋皆度百岁，而动作不衰。今时之人，年至半百，而动作皆衰者，时代异耶？将人失之也？

本段引用的是《黄帝内经·素问》第一篇“上古天真论”的内容。《黄帝内经》是我国现存最早的一部医学经典著作，是中医学理论和中医学防治疾病技术的渊源。该书由《素问》《灵枢》两部分共162篇文章组成，其文章为春秋战国时期的作品，该书成编于战国至西汉之际。《黄帝内经》不仅包含丰富的临床医学内容，还包含深刻的养生学知识，为历代养生学发展提供了坚实的医学理论基础。其第一篇“上古天真论”，就是专题论述生命健康基本观念和养生基本理论的文章，是学习养生的必读之作。

这篇文章一上来，就开宗明义，提出了一个灵魂追问，点出了大家最关心的问题。黄帝向他的医学老师岐伯请教：“听说上古的人都能长寿，活到百岁还能正常活动而不衰老，而现在的人到了50岁左右就活动困难，身体已经衰老了，这是什么原因？是时代不同，还是由于人们自己不懂养生之道而导致的？”

大家看，在《黄帝内经》成书的时代，就有了今不如昔的感慨。上古之人具体在什么时代，为什么他们更懂得养生之道，暂时就不细究了，我们可以把上古之人理解为把养生之道做到极致的理想典范。他们自古至今都存在于人们的心中，被人们推崇、效仿，同时也激励着历代人们去学习并实践养生之道。相对而言，今时之人就是对不懂养生之道的人的一个代称。

能够长寿至百岁，而且身体动作并不显得衰老，这就是人们心目中对生命健康理想状态的向往，是学习养生之道的目标。现实情况不尽如人意，很多人往往年至半百就表现得非常衰老了，到我们今天也是这样。无论在什么时代，半百而衰其实是不懂养生的普通人之常态。如唐代白居易诗曰："我今过半百，气衰神不全。"宋代高斯得诗曰："我今恰半百，衰暮固其时。"面对现实和理想之间的落差，黄帝发出了追问：为什么我们不能达到那种非常理想的、年过百岁而不衰的健康状态？

其实提出这个问题之时，答案就已经出现了。古今都有这个共同的问题，当然不是由时代差异引起的，而是"人失之也"。就是因为人们没有掌握养生之道，在身心生活方式各方面偏离了正确轨道，没有很好地维护保养自己的身体健康，才造成了这个早衰和短寿的困境。

黄帝发出的这个灵魂追问，与《养性论》开篇孙思邈发出的生命之叹相呼应，都是在警醒并激励我们，必须重视学习和实践养生之道。

顺应四时来养性

岐伯曰：上古之人，其知道者，法则阴阳，和于术数，饮食有常节，起居有常度，不妄作劳，故能形与神俱，而尽终其天年，度百岁乃去。

听到黄帝对半百而衰的提问之后，岐伯就开始介绍上古之人的养生之道。言下之意隐含着对黄帝提问的回答，就是“人失之也”，今时之人不懂得养生之道，才造成了半百而衰。那么上古之人正确的养生之道是什么呢？

那些懂得养生之道的上古之人，他们遵循着这几点养生原则：法则阴阳，和于术数，饮食有常节，起居有常度，不妄作劳。按照这几点原则去生活实践，最终让人达到一种形与神俱的状态，这是养生有成的标志。进而实现延年益寿、百岁不衰，这是养生的结果。

1. 什么是四时阴阳？

养生的第一个基本原则叫“法则阴阳”，即遵循、效法天地自然的阴阳规律。

阴阳是中国古代哲学思想中最重要的概念之一，也是中国医学理论中最重要的概念。在《黄帝内经》中这样强调阴阳的重要性：

“阴阳者，天地之道也，万物之纲纪，变化之父母，生杀之本始，神明之府也。

“夫四时阴阳者，万物之根本也。所以圣人春夏养阳，秋冬养阴，以从其根，故与万物沉浮于生长之门。逆其根则伐其本，坏其真矣。

“故阴阳四时者，万物之终始也，生死之本也，逆之则灾害生，从之则苛疾不起，是谓得道。”

可见阴阳不但是天地万物运行变化的规律，也是治疗疾病和养生防病必须遵循的原则。阴阳是人们观察和认识事物的过程中注重事物之间的相对性，从相对的两方面一分为二认识事物的思维方式。阴阳可以在不同层面、不同角度表达事物的相对性，像事物的虚实、寒热、内外、表里、升降、出入、标本、体用、昼夜等各种范畴，阴阳是贯穿整个中医学理论和实践各个方面的基本思想和基本规律。

其中，描述一年四季天地自然变化规律的四时阴阳，是阴阳概念下的子概念。四时阴阳描述一年四季之中自然万物的生机的变化规律。万物的生机，或生命物质能量转化的链条，在一年这个周期内，按照春夏秋冬四季的不同阶段，分别具有升发、宣散、收敛、闭藏四种变化趋势，整个变化过程呈现为一种节律鲜明的规律。《黄帝内经·四气调神大论篇》把四时阴阳看作万物变化之根本、生死之根本，而且认为人们必须遵循四时阴阳的规律，才能保持生命健康。

2. 春夏秋冬的阴阳消长盈缩规律

养性论在下文引用《黄帝内经·四气调神大论篇》的四段文字对四时阴阳规律进行了详细阐述，我们把它提到此处一并研究。

春三月，此谓发陈，天地俱生，万物以荣，夜卧早起，广步于庭，披发缓形，以使志生，生而勿杀，与而勿夺，赏而勿罚，此春气之应，养生之道也。逆之则伤肝。夏为寒为变，奉长者少。

夏三月，此谓蕃秀，天地气交，万物华实，夜卧[①]早起，毋厌于日，使志无怒，使华英成秀，使气得泄，若所爱在外，此夏气之应，养长之道也。逆之则伤心。秋为痎疟，则奉收者少，冬至重病。

①卧：原文缺，据义补。

秋三月，此谓容平，天气以急，地气以明，早卧早起，与鸡俱兴，使志安宁，以缓秋刑，收敛神气，使秋气平，毋外其志，使肺气清，此秋气之应，养收之道也。逆之则伤肺。冬为飧泄，则奉藏者少。

冬三月，此谓闭藏，水冰地坼，无扰乎阳，早卧晚起，必待日光，使志若伏若匿，若有私意，若已有得，去寒就温，毋泄皮肤，使气亟夺。此冬气之应，养藏之道也。逆之则伤肾。春为痿厥，则奉生者少。

一年四季春夏秋冬称为四时，各有 3 个月时间。中医讲四时，并不是单纯说四季气候本身，而是借助不同季节下大自然气候、物候的发展变化的现象和节律，来阐述天地万物共同遵守的阴阳消长盈缩规律。这个规律是在大自然所有现象变化背后起主宰作用的根本规律，就是四时阴阳。

“春三月”是春天这段时间，是发陈的阶段。所谓“发陈”，就是自然界的植物从冬天的干枯状态开始发芽，展现生机，动物开始走出冬眠和巢穴，进行地面活动，万物开始欣欣向荣，大地呈现为一派生机勃发、欣欣向荣的景象。“发”是升发启动，“陈”是陈布展现。

“夏三月”是夏天这段时间，是蕃秀的阶段。所谓“蕃秀”，就是植物枝叶茂盛，所有的生机都已经尽情展露于外。大地蕴藏的水分被充分地蒸发到空气中和植物枝叶内，降雨也非常频繁，这时天地之气交会碰撞，万物呈现为一派繁盛而且充分展露的景象。

“秋三月”是秋天这段时间，是容平的阶段。所谓“容平”，就是谷仓都储满了粮食，植物的种子被收回来，获得了丰收。这时天气肃降，植物落叶，果实种子回收，呈现为万物生机收敛并回收到大地的景象。

“冬三月”是冬天这段时间，是闭藏的阶段。所谓“闭藏”，是天地之间的水分已经结冰，大地已经干裂，万物的生机都从地面上消失，转而闭藏到大地深处，呈现为一种生机闭藏不为外界扰动的景象。

春夏秋冬这四个阶段，代表在一年这个生命周期里，天地万物的生机有一个春夏向外展现、秋冬向内收敛的规律。我们把生机向外展现称为阳，生机向内收敛称为阴，春天发陈是阳之生（简称为生），夏天蕃秀是阳之长（简称为长），秋天容平是阴之收（简称为收），冬天闭藏是阴之藏（简称为藏）。生、长、收、藏四种变化趋势和特征称为四气，四气循环一周为一个周期，代表了一种阴阳消长盈缩、屈伸往复的变化节律，这就是四时阴阳。

这个规律用图像表示就像如下的曲线。曲线的最低点是冬天，所有生机都闭藏在内。到了春天闭藏的生机开始向上升发，曲线逐渐从横坐标之下上升到横坐标之上，发展到最高点时就是夏天，所有生机都展现在外；然后又开始下降收敛，曲线逐渐从横坐标之上下降到横坐标之下，这就是秋天。最后把展露在外的生机逐渐向内收敛直到全部闭藏起来，藏到最低点就是冬天。从冬天经过春天到夏天，这是曲线单调增区间；从夏天经过秋天到冬天，这是曲线单调减区间。春生是上升的过程，夏长是宣散到极致，秋收是下降的过程，冬藏是闭藏到极致。

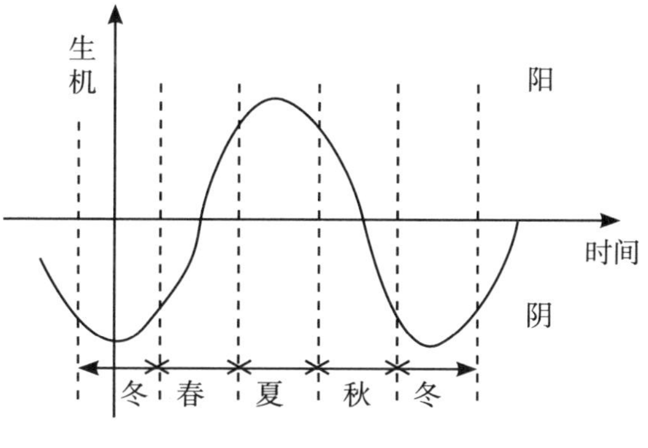

四时阴阳示意图

一年四季春夏秋冬，就这样周而复始，往复循环，体现了天地万物在这个周期里消长盈缩的变化。这个规律是自然界所有植物、动物、人以及非生物共同具有的一个特点。这个周期是地球绕太阳运动产生的，产生了一年四季，产生了温度、阳光、空气、湿度、水分、压力等这些环境因素的节律性变化，进而引起了万物的生机都按照这个节律发生变化。什么时候水结冰，什么时候土壤解冻，什么时候大气升温，什么时候植物落叶，什么时候动物冬眠……天地的气候、万物的物候，以及人体的生理病理现象都按照这个规律，循环往复有节律地变化。

3. 人体生理活动随着四时阴阳节律同频脉动

《黄帝内经》讲“人以天地之气生”。人就是在自然生态环境大花园里生长的一分子，受天地万物的滋养而生存，所以人和天地万物一样，随着春夏秋冬四时阴阳的规律，身体内的生理现象也发生着有节律的变化，包括生命物质能量的代谢、激素的分泌、神经系统的兴奋抑制、情绪的波动、毛细血管的舒缩、皮毛的开合，乃至体内任何组织的任何功能，都随着这个节律在不断地生长收藏，消长盈缩。

天地自然处于春天时，我们的身体也过春天，体内气血开始升发，气血从体内向体表宣散，皮肤逐渐变暖、变润、变柔，就像春天的枝条。体内代谢开始逐渐活跃，产生更多的物质和热量，各项功能逐渐增强。天地自然处于夏天时，我们的身体也过夏天，所有气血已经非常旺盛，汹涌澎湃地涌向体表和皮毛，宣散至极。人们皮肤滋润，脸色都是红扑扑的，频频出汗，体内代谢和循环特别活跃，不但身体很热，人们精神面貌也充满热情。到了秋天，体内也迎来一片凉意，气血开始从体表向内收敛，皮肤开始收紧，不再出汗，变得干燥。到了冬天，人体大部分气血都闭藏到了内脏，体表的气血非常少了，整个皮肤是干巴巴的，粗糙冰凉，体内的代谢和各项功能也处于较低水平，人们不再进行太多活动，好让身体休养生息。

4. 养性贵在主动顺应四时阴阳规律

人体的生理活动与天地万物一样，都在这个四时阴阳的规律下同频脉动，互相呼应，就像一场交响乐。人体具有这样的功能：能感知天地自然的节律，并对体内各项机能进行不断调整，从而跟随四时阴阳规律的步调。到这一步为止，是不需要我们每个人主动进行什么操作的，这是身体的本能。但是人与其他万物不同的地方在于，人有自己的主观能动性，人的主观意志会经常发号施令，比如制订各种生活、工作计划，调整生活方式等。这个主观行为有时就会干扰或破坏身体的本能，做出违背四时阴阳规律的事情。

因此，我们养性的重点就在于，要通过学习医学知识，掌握四时阴阳规律，调整自己的主观行为、生活方式、精神情志等，确保不违背四时阴阳规律，并主动顺应四时阴阳规律。这就是这一讲的重点内容。

5. 春日养性，如沐春风

春天是升发的时候，我们的身心行为也应该顺应升发的特点，早点起床，不要睡懒觉，这有助于升发。并且还有要“广步于庭”“披发缓行”，在院子里或去公园里散散步，散步时要迈大步，强调的是走得缓慢，不急躁。还要把头发披散开，衣服穿得宽松一点，身体放松一点。这几个要点就是要帮助体内的气血释放、宣发。不要穿那些紧身的衣服，动作也不要紧张，避免气血受拘束。

除了生活和动作，还要在心理心态上调整。“生而勿杀，与而勿夺，赏而勿罚”，就是到处帮助别人而不要打击别人，给予别人而不要剥夺别人，奖赏别人而不要惩罚别人，从待人接物到心理心态各方面散发正能量，与人为善，助人为乐，充满仁爱，营造一种欣欣向荣、朝气蓬勃、其乐融融的生活氛围。“此春气之应”，这种起居动作、生活方式和心理心态就是与春天的升发相应，促进气血升发，所谓如沐春风，这就叫养生之道。这个养生是养生长收藏之中的生，养的是春天的升发之气，为的是帮助体内气血的升发。

与此相反，我们就知道在春天应该避免的事情了。比如，在春天经常板着脸，很严肃，经常发怒，批评人、指责人，心存怨恨，这种负面和压抑的心态情绪，就会严重地拘束气血，遏制生机，让体内气血不能升发。因此，在春天要特别注意微笑，让心态和身体放松、松弛、喜悦。

有句俗语叫“春捂秋冻”，就是春天适合穿稍微暖和一些，也是帮助气血升发。如果春天贪凉，减衣太早，这种寒凉之气就会让气血凝滞，阻碍春天正常的气血升发过程。还可以经常在春天郊游踏青，就是“广步于庭”的意思，在自然界开阔的地方轻松散步，有助于身心舒展、气血宣散。如果春天睡懒觉，或者长期久坐不动，也会让气血消沉，不能舒展，无法升发。另外，在春天应该吃温暖的食物，喝温水，也是帮助气血升发。如果春天喝冷饮，就会一下子把生机给冰伏了。

6. 夏日养性，贵在出汗

到了夏天又不一样了。夏天处于长的阶段，生机非常旺盛而且展露于外，人的生活方式也是如此，也应该火力旺盛，气血宣散。夏天要早起，“毋厌于日”，就是尽可能多地在白天活动，不要总在屋里睡觉，这样气血才能宣散于外。“使志无怒”，不要生气，不要有负面情绪，要热情似火，激情澎湃。“华英成秀，使气得泄”，各种花都开得很艳，人也一样要绽放生命，一定要把气血宣散出来，达到一个高峰，要经常出汗，使得脸色红润，人的身心都非常畅快而奔放。“若所爱在外”，就像自己喜欢的东西在外面吸引着你，总想往外面跑，不愿意在屋里待着，这就叫“与夏气相应”，是“养长之道”，“生长收藏”的“长”，就是为了帮助体内气血宣散。

懂得了夏天的养长之道，我们就知道在夏天不能过度吃冷饮，不能过度吹空调冷气。夏天太热时适当使用空调冷气和冷饮对于防暑有一定好处，但是过度使用冷气冷饮，甚至夏天过得像冬天，房间的冷气让人冻得哆嗦，喝冷饮让胃冰得难受，这就过度了。冷气冷饮过度，会严重阻碍人体气血的宣散，与养长之道完全违背。

夏天本该出汗的，然而很多人因为用空调冷气而在整个夏天都不出汗，这不但让体内的代谢废物不能排出，更会让血液和津液循行滞涩不畅，身体机能受到抑制，时间一长就会衍生出各种各样的疾病。夏天过度使用空调冷气，还会让人们的精神情志也随之受到抑制而不能绽放，慢慢人们失去了热情，变得越来越郁郁寡欢、情绪低落甚至焦虑抑郁。过度使用空调冷气所致疾病已经成为现代人非常普遍的情况，这个需要每个人都注意。

7. 秋日养性，要踩刹车

秋天是生机收敛的阶段，秋风送爽。所谓的爽就是有点凉，有点肃杀收敛的感觉。这个凉气从上往下压迫，让天地万物都感受到那种肃降的号令。秋天的收敛首先体现在要早卧，天不黑就睡觉。我们做不到睡这么早，也要尽量睡得比春、夏更早一点。春天和夏天是“夜卧”，天黑了睡觉。秋天和冬天是“早卧”，天不黑就睡觉。春、夏、秋三季都是“早起”，天亮了就起床。冬天还要“晚起”，太阳出来以后再起床。从起床时间就看到秋冬越来越注重敛藏。我们在秋天、冬天一定要早点睡觉，不要熬夜。

早睡觉这件事情在现代越来越奢侈、越来越难得了。不要说什么天不黑就睡觉，或者天黑了睡觉，就连夜间 11 点能够睡觉的人都不多。睡觉太晚，造成人们气血不能收敛，每天都是气血升发多而敛藏少，气血消耗越来越大，很多人都被熬得气血越来越虚弱，精气神越来越疲惫。不只成年人睡觉晚，很多儿童也因为学业压力大，很小的年龄就开始熬夜，身体还没有完全发育好就开始过度消耗，儿童的体质因此而大幅下降。有时在门诊不得不感慨，熬夜这件事情已经成为现代人最重要的病因之一。我们必须注意，最低限度要保证每天在晚上 11 点之前睡觉，儿童更要在晚上 9 点或 10 点前睡觉。

在情志方面，秋天跟春、夏不一样。春天是升发、舒展，夏天是旺盛、宣散，都是积极、热情、奔放、外向的。而秋天要让情志安宁，“收敛神气”，不要再向外面绽放了，该安静下来，收收心、定定神。不要把心思都放在外面的野心和欲望上，不要出去折腾，该回家歇着了，要休养生息，把心思都收拢回来，这样才能与秋天收敛的规律相应，符合秋季养收之道，使气血收敛。

现代人们生活节奏快，工作压力大，已经很难体会到秋天收敛心神的感觉了。人们被城市和职业发展洪流“绑架”，被各种名利、业绩或压力所迫，不得不春夏秋冬日复一日处于一种“打鸡血”的状态，每天都像热锅上的蚂蚁，像鞭策之下的骡马，不停地拼搏奋斗，殚精竭虑，呕心沥血，很难有收敛心神、收敛气血的机会。整个人就像一个陀螺，身心永远都静不下来、停不下来，这是现代疾病的重要病因之一。只有在得了重病以后，人们才不得不停下脚步，稍作休息，但此时一般来说已经晚了，想恢复健康就很难。如果人们能够具有长远的眼光，权衡利弊得失，在没有生病之前就给自己安排收敛心神、休养生息的机会，就不会走到健康恶化的那一步。我经常用刹车和油门来打比方，我们焚膏继晷拼命折腾，就是踩油门；我们收敛神气、休养生息，就是踩刹车。春夏气血升发是踩油门，秋冬气血敛藏是踩刹车。对于健康的生活方式，油门和刹车都是需要的。而人们普遍的错误是只知道踩油门，不知道踩刹车，只能等翻车进沟里才能停下来，可悲可叹。

前面讲过“春捂秋冻”，秋天要适当少穿一点衣服，就是去感受那种天地的凉意，促使体内的气血向内收敛肃降。如果秋天穿得特别厚，环境特别温暖，身体一直像夏天一样热，经常出汗，身体就不能启动收敛的程序，就会耗散过度而收敛不足，造成气血亏虚。

8. 冬日养性，静静地猫冬

冬天是气血闭藏的阶段，人体的气血都要闭藏在脏腑内部。与之相应的是，人们不但要早睡觉，还要晚起床，保证最充足的睡眠。睡眠是身体闭藏气血和休养生息最重要的方式，在冬天这个闭藏的季节，更要抓住机会增加睡眠，让身体充分休息，这样来年才能有更加充足的气血和健康的身体。俗语“今冬麦盖三层被，来年枕着馒头睡”，小麦和人是一样的道理，冬天雪盖冰封收藏得深，来年才能长得旺。冬天人们要多在室内活动，等到太阳出来以后才可以出去活动，这样才能保证不打扰气血的闭藏，这就是俗语说的“猫冬”。这个正好和夏天相反，夏天气血在外，人们要多出去活动，冬天气血闭藏，人们要少出去活动。因为人们出去活动就是鼓荡气血，宣散气血，不利于气血闭藏。

“去寒就温”指冬天要注意采取保暖措施，因为如果环境过于严寒就会逼迫身体调用气血以维持体温，也就打扰了气血的闭藏状态。如果通过外部手段适当保暖，体内的气血就可以最大限度闭藏起来。

说到这里就想到很多人喜欢冬泳，冬天在户外游泳，或者在冬天洗冷水澡，他们认为这样可以锻炼身体。但这其实是个误区。冬泳或洗冷水澡就是通过非常蛮横的方式，逼迫身体把气血调动起来，让气血涌向皮肤和外周循环，给身体取暖。表面看起来身体的耐受力似乎提高了，但这是通过燃烧自己的气血储备来取暖啊！这样做的近期后果是导致气血不能闭藏以及来年气血不足，远期后果是体质下降。大家要算算账，体内闭藏的气血，比天然气和羽绒服贵重多了，别靠这个取暖啊！

“毋泄皮肤”就是在冬天要避免出汗，因为出汗就是最典型的宣散气血，让气血没办法闭藏。在冬天，皮肤干燥粗糙，好像缺少气血滋润，其实是气血闭藏到体内了，这个状态是正常的，不让气血向皮肤宣散，更不能通过出汗把气血挥霍一空。这也跟夏天相反，夏天要尽量充分出汗，冬天要尽量避免出汗，这就是气血宣散和闭藏的不同。

有人因为要“去寒就温”，就把保暖措施做得太过度，这样也是不好的。比如现在比较常见的现象，冬天北方的室内暖气开太大，室温太高，有时能高达 23 ～ 25℃，人在家里穿着单衣还一直冒汗。这就完全违背了冬天气血闭藏的特性，把冬天过成夏天了。由于室温太高，体内的气血全都涌到了皮肤表层，通过出汗宣散于外，完全没法进行闭藏和蓄积，没办法休养生息，来年的体质就会下降，这就是“使气亟夺”，精气都耗散掉了。所以冬天环境太冷会调动气血破坏其闭藏，冬天环境太热也会鼓荡气血破坏其闭藏，这两个极端都不可取。我们应该适当保暖，让气血平静地在体内闭藏，不要宣散到体表，也不要干扰它休养生息。

还有的人为了坚持锻炼，在冬天仍然每天都运动得出一身大汗。这个在春、夏是可以的，在冬天就不合适了。因为在冬天运动出汗过度，违背了“毋泄皮肤”这个要求，把气血宣散于外而不能闭藏了。大体的规律，提倡夏天运动出汗，冬天不宜过多运动出汗。正确的运动才有益健康，错误的运动只会损害健康。冬天不要过度运动，标准就是不出汗，最好冬天的三个月都不出汗。不管是散步还是爬山，不出大汗就好。打球、跑步出汗如洗，那是不妥当的。站桩打拳节奏舒缓，不会出大汗，就没有问题。

在情志方面也要注意闭藏，要让情志和思想“若伏若匿，若有私意，若已有得”。自己有什么想法好像都隐藏起来，自己的愿望好像已经实现了，把自己的心思悄悄藏起来，不要表露出来，不要胡思乱想。情志方面要含蓄，思想方面要保守，要韬光养晦，不要过多地向外去追求。

白玉蟾曾说：“一念动时皆是火”，“念起则神奔。”因为人们的情志和体内的气血是密切联系在一起的，动静相随，升降相因。一个人情志有所鼓动，起心动念和思想情绪有所激荡，气血就一定会随之而翻涌。一个人情志恬淡安和，那么体内的气血也一定平静无波。所以在冬天要想让气血闭藏，也必然以情志和思想上的静定为条件。上述这些生活方式和情志方面的调整，就是与冬天养藏之气相应，保养这个闭藏之气。

一年四季生长收藏、消长盈缩的规律，是互相衔接、互相递进、如环无端的关系。春之生给夏之长提供了基础，夏之长给秋之收提供了基础，秋之收给冬之藏提供了基础，冬之藏给春之生提供了基础，一环套一环，没有上一环就不可能有下一环。如果中间某个环节没有得到很好的维护，就会影响下一个环节的正常运作。所以如果春天没有很好地生，就会“奉长者少”，夏天就不能很好地长。冬天没有很好地藏，就“奉生者少”，春天就不能正常地生。所以我们一定要主动去顺应这个规律，在每个环节做相应的事，按相应的要求去养性，去调神，去调整生活方式。

9. 四时养性的推广和灵活应用

四时阴阳规律的重点是生、长、收、藏这四气的阴阳消长盈缩节律，只是用四季为典型示例来指代和模拟这个节律而已，并不完全局限于一年四季这个固定周期。比如，一日之中有早晨、中午、傍晚、深夜这四个阶段，在这一日的周期之内，天地万物和人体的生机变化也有和一年四季类似的规律。早晨就相当于春天，中午相当于夏天，傍晚相当于秋天，深夜相当于冬天，一日之内也同样具有生长收藏的阴阳消长盈缩规律，这也是四时阴阳规律的范畴。因此，在一日的周期内，我们也要按照四时阴阳规律来养性。

所以早晨至中午这段时间，就是生和长的阶段，我们要出去活动，衣服也可以穿得相对薄一些，情绪也相对活跃，这是顺应气血向外升发旺盛的趋势。到了傍晚和深夜，是收和藏的阶段，我们就要回家休息，穿厚衣服，睡觉还要盖被子，情绪也要安静下来，这是气血向内收藏的趋势。上午在外面坐着不需要盖被子也不会着凉，因为气血分布在体表，可以守卫身体。夜间在屋里躺着还必须盖被子，因为这时候气血收藏在体内，体表防卫的气血较少，就很容易外感风寒。这就是一日之内气血在体内的消长盈缩。

跟冬天不宜过度运动出汗类似，一日之内的夜晚也是气血闭藏之时，不宜过于运动出汗。有一些人因为白天工作没时间锻炼，就选择在夜晚进行运动，晚饭后甚至半夜到户外跑步，或者去健身房运动，伴随出一身大汗。其实这种运动方式要不得，这破坏了气血的闭藏功能，让身体不能休养生息，耗散了精气，远期来看是损害健康的。在上午、中午进行锻炼，出点汗是没问题的，这顺应气血升发的趋势。夏天在空调房间里不出汗，冬天跑步大量出汗；白天在办公室久坐不动，深夜跑到马路上去夜跑，这就弄颠倒了。

人的一生这个周期内也有生长收藏、阴阳消长盈缩的规律，这是另一个观察角度。幼年是从幼儿到青春期，身体在快速生长，生机旺盛，是春之生的阶段。青年阶段体质发育达到顶峰，属于夏之长阶段。所以幼年和青年这两个阶段适合多活动，多出点汗问题不大，因为这两个阶段的人生机勃勃，气血升发，正是让气血向上、向外宣散的时候，不怕消耗。青少年多喜欢穿衣服薄一点，不怕冷，一般富有激情，勇于创新，具志在外，这都是因为他们处于人生的春夏阶段。到了中年以后就是秋之收阶段，人生的秋天到了，气血开始收敛下降，一般人就变得老成持重，激情也消退了。到了老年就是人生的冬之藏阶段了，气血大部分是闭藏起来的，人也喜坐不喜动，也没有了野心和干劲了。中年、老年人就应该收藏气血，不适合过多运动、过度出汗了。中老年人喜欢多穿衣服，喜欢保守一些，少了激情，这都是因为他们处在人生的秋冬阶段。所以青少年朝气蓬勃，中老年老气横秋；青少年拼搏奋斗，热情四射；中老年收敛神气，稳重保守。人生如四时，不同阶段有不同的韵律。

在应用四时阴阳规律养性时，不要太死板，要知常中有变，要灵活应用。对于青少年而言，无论春夏秋冬，总的都有春夏生长的气质，因为他们处在人生的春夏阶段。对于老年人来说，无论春夏秋冬，身体都带着秋冬敛藏的气质，因为他进入人生的秋冬了。这叫周期叠加，一日周期，一年周期，乃至一生周期，都可以互相叠加，具体问题综合分析。当然还要结合每个人的具体体质来看。不同的人体质强弱差别很大，对于虚弱的人而言，打一套太极拳已经消耗过度了；对于强壮的人来说，可能跑一千米还没热身，所以具体到每个人需要把握的度也不一样。

人若得了病以后就更不一样了，还要考虑疾病的因素。如果一个人患的是寒病，他常年阳气太虚，即使在夏天，也是手脚冰凉，不敢吃一点凉东西，情志也特别抑郁消沉。对于这个人而言，他一年四季似乎都在过冬天，一年四季中气血都处于闭藏过度而没有升发。如果一个人患的是热病，他常年气血沸腾，情绪亢奋。对于这个人而言，他一年四季都像在过夏天，气血宣发过度而不能收敛。

这两种疾病的本质和表现不同，相应的处理原则也不一样。气血闭藏过度的寒病之人，一年四季都需要过得温暖一点、积极一点、兴奋一点，一定要持续给他的身体和生活营造一种夏天的气氛，才可以矫正原有的病态。而气血亢奋过度的热病之人，一年四季都要给他营造一种冬天闭藏的气氛，让他的气血得以收敛。因此，当我们把四时阴阳的规律彻底掌握之后，在养性应用时要因人、因时、因地、因体质、因疾病的不同条件、不同情况下具体分析，综合考量，灵活应用。

10. 养性应天时，调神得人和

天有四时五行，以生长收藏，以寒暑燥湿风。人有五脏，化为五气，以生喜怒悲忧恐，故喜怒伤气，寒暑伤形，暴怒伤阴，暴喜伤阳。故喜怒不节，寒暑失度，生乃不固。人能依时摄养，故得免其夭枉也。

这一段总结四时阴阳规律，天地之间的四时更替，使万物和人的生命现象出现生长收藏、消长盈缩的变化。四时之间维系季节转换的过渡阶段称为“化”，其特点是维系四时之转化，这样合起来一共是生、长、化、收、藏 5 个阶段，这就是五行的由来。生、长、化、收、藏，用五行来表示，分别为木、火、土、金、水，代表 5 种变化趋势和动态机制。自然界的四时带来五行变化，进一步产生了风、暑、湿、燥、寒这 5 种气候。与之相应的是，人体包含五脏，五脏产生相应的生理变化机制，这就是五脏之气，五脏之气进一步分别产生了怒、喜、思、悲、恐 5 种情志。

人的五脏产生 5 种情志，与自然界五行产生 5 种气候，这是相通的规律，可以类比，这就是天人相应。如果天地的寒暑不节，就会损伤人的形体。如果人自身的情志过度，就会损害五脏的气血。比如暴怒的情绪伤人的阴气，暴喜的情绪伤人的阳气，人的情绪没有节制，就好像天地的四时寒暑失去秩序，就会损害生命健康。所以，“人能依时摄养，故得免其夭枉也”，人必须按照四时阴阳规律进行养性，以应天时，还要把情绪调整控制在适度范围，以得人和，才可以避免损害健康。最后这句就点题了。

养性还要因人而异

“法则阴阳”是养性要顺应四时阴阳规律，接下来的“和于术数”是强调养性的具体方法要因人而异，以适合自己为准。

术数就是具体、可操作的技术或方法。比如在实践养性过程中，有各种不同的着手处和具体选择，不同的行动方案，不同的侧重点，以及所有为修养性情、提升健康而采取的一些具体措施和手段，这些都属于术数的范畴。人们一般更关注这些有形的具体方法，拿来就去做。但是我们前面强调过了，一定要在养性的基础上，在顺应四时阴阳的基础上，再去实施具体的技术方法，才能取得较好的效果。以养性的思想观念为内核，以四时阴阳的消长盈缩来调整人体气血秩序的大格局，在此基础上选择恰当并适合自己的行动方法，才可以把养性实践到位。

在具体技术方法上，最重要的观念是因人而异，适合自己的才是最好的，这就是“和于术数”。具体方法的选择，就如同中医辨证论治一样，个体化、机动化，各取所需，而不能盲从跟风。

比如之前提到的，有的人是寒性体质，日常手脚冰凉，脾胃虚寒，他就适合采取多晒太阳、艾灸熏蒸、多吃羊肉、少吃生冷瓜果、增衣厚被等养生方法。而热性体质的人日常手脚发烫，身体燥热，就适合多吃瓜果、减衣薄被、服用茶饮、避免艾灸、忌口羊肉等方法。

有的人以前酒肉无度，过于肥胖，那么他适合的养生方法是控制口腹之欲，减少饭量，坚持粗茶淡饭，俗话说“萝卜白菜保平安”。而有的人阴血亏虚，身体消瘦，那么他就适合多吃一些肉类和奶制品，以增加营养。有的人体质强壮，年轻力胜，就适合做一些高强度运动，如跑步、健身、打球等，充分发挥身体功能。有的人体质孱弱，或大病初愈，就适合静养，而不宜做过多运动。

有的人平素情志怯弱忧郁，他就适合采用一些宣畅气血、振奋精神的方法来养生，比如唱歌、跳操、打拳等。有的人平素性情暴躁易怒，他就适合采用一些宁心安神、缓和气血的方法来养生，比如书法、绘画、摄影、钓鱼等。

养生方法的选择有时还需要遵医嘱，人体在不同的基础病条件下，适合不同的养生方法。医生开具医嘱也是辨证论治，因人而异的，适合别人不一定适合我们，得找到适合自己的方法。根据不同的病情和体质，有的人适合出汗，有的人不适合出汗，有的人适合运动，有的人适合静养，有的人适合减肥，有的人适合增肥，有的人需要克制自己的习气，有的人需要释放自己的天性，有的人需要亲近大自然，有的人需要与人多交流……

选择适合自己的方法，一方面考虑针对自己的性情进行纠偏，比如暴躁的人要学习平心静气，怯弱的人要学习勇敢豪迈，欲望过多的人要学习淡泊少欲，抑郁寡欢的人要学会享受生活的乐趣，诸如此类。另一方面，要针对体内气血的升降情况，按照四时阴阳的规律进行纠偏，比如气血亢奋的人升发过度，宜静敛，宜寒凉的环境，气血消沉的人升发不及，宜活动，宜温热的环境。总之，在心性和气血升降方面都是以中和为贵、以纠偏为准。

判断一个养性方法是否适合自己，要依据自己的身心状态特点，遵循的原则仍然是之前提到的养性观念和四时阴阳法则。养性观念是针对自己性情的偏差进行纠偏，四时阴阳法则是在阴阳消长盈缩的不同状态中纠偏，针对各种太过和不及进行矫正，回归中正平和的性情与稳定适中的阴阳升降秩序。亢奋的需要抑制，消沉的需要促进，升发太过的需要收降，收降太过的需要升发，偏左的以右调之，偏右的以左调之，油门太过的需要踩刹车，刹车太过的需要踩油门。因为每个人体质不同、环境不同、状态不同，所需要的养性措施就随之而异。

养性的人饮食有常节

在“法于阴阳，和于术数”之后，第三个要点就是“饮食有常节”。

1. 进食时间要有稳定规律

饮食有常节包括几个方面，第一个是进食时间要有稳定规律。

一天两顿饭也好，三顿饭也好，时间要有规律，基本上每天几点吃饭这个规律要稳定，不要频繁变化。这是因为人体对食物的消化吸收功能有明显的生物节律性，这个节律是由昼夜节律以及人的饮食习惯等方面综合形成的。形成规律之后，每天到吃饭的时间，与消化吸收相关的神经、内分泌、消化腺等就开始准备工作了。它不是等我们把饭吃进肚子才开始工作，而是在吃饭之前就按照这个节律自行提前准备好了。所以，如果我们饮食规律的话，每天到饭点儿就会感到饥饿，这说明身体为进食所做的一切准备工作已经就绪，肠胃向我们发出了信号，我们就按时去吃饭。按照这个规律进食，因为身体的准备工作做得充分，使得人体的消化吸收功能可以充分发挥，让我们以最高效率吸收营养，并顺利完成后续的代谢和排泄环节。

如果饮食没有规律，今天中午 12 点吃午饭，明天上午 10 点吃午饭，后天下午 2 点吃午饭，早一顿晚一顿，人体的消化吸收功能就没办法形成自己的节律，肠胃也不能为我们的进食做好准备工作。在肠胃没有准备好的情况下，我们猛然大量进食，如同突然袭击一般，打肠胃个猝不及防，手忙脚乱，消化液还没来得及分泌，肠胃神经还没有兴奋起来，自然消化不充分，吸收也不充分，身体没有吸收多少营养，而肠胃因为负荷过大还受到损伤，最后因为肠胃排空规律打乱，食物糟粕也不能顺利排出。最终的结果是肠胃坏了，营养没吸收，大便也不通，整个消化系统都紊乱了。长此以往，除了肠胃本身得病，与之相关的代谢功能、内分泌功能、神经功能、排泄功能等也会受到影响，发展为多种疾病。

很多年轻人容易犯的错误是早饭不规律，甚至不吃早饭，直接在第一个环节就把这一天的进食规律打乱了。还有的人是晚饭不规律，或者吃夜宵。在夜晚人体已经进入休息的时间段，相应的神经、内分泌水平都已经调整到休息模式，这时候又冷不丁吃一顿夜宵，吃完了就睡觉，无异于对肠胃发起了一场突如其来的“夜间偷袭”，导致肠胃疲于应付，日久则产生疾病。

2. 摄入食物的种类要有稳定规律

饮食有常节的第二个方面是摄入食物的种类要有稳定规律。

每天的食谱构成以及摄入食物的量，都要有相对稳定的规律。我们习惯吃什么食物，一般要保持经常吃这些食物的习惯。因为不同的食物种类需要不同类型的消化液和消化酶，也需要不同类型的肠道微生物种群与之相匹配。如果我们能形成相对稳定的食谱，肠胃在消化吸收的时候就轻车熟路，每次吃饭前，这些消化液、消化酶和肠道微生物种群就已经充分准备好了，消化吸收起来自然比较轻松高效。如果我们在食谱上给肠胃搞突然袭击，比如饮食种类或风味变化太频繁，今天吃鲁菜，明天吃川菜，一顿非常辣，一顿又非常甜；或者饮食的量变化太大，一顿吃得特别少，一顿吃得特别饱等，肠胃会疲于应付，没办法准备好所需的条件，造成消化吸收障碍和肠胃受损。

所以在饮食的方方面面，我们都要保持一个相对稳定的规律。这并不是说我们的饮食只能是单调的、不能有变化，而是说变化要有一个度。我们有时可以稍微换换口味，这也有好处，但是这种变化要维持在一个小的范围，或者小的频次，不能过度和变化无常，让肠胃疲于应付。

在这方面现代人的问题很大。因为现代物质条件丰富，加上口腹之欲的蛊惑，人们喜欢尝试全国各地、世界各地的各种美食。很多人的饮食方式是天南海北大会战，每天吃的东西在大范围内随意变化，种类繁多、花样翻新。这虽然是生活条件改善的表现，但却是给肠胃带来极大负担和损害的罪魁祸首。肠胃在这种饮食习惯下真的是疲于应付，过度透支。

3. 特别强调节制酒肉

饮食有常节的第三个方面是特别强调节制酒肉。

饮酒吃肉无度，这是从古至今始终存在的病因。这一方面是来自口腹之欲，人们生活条件好了就会放纵欲望，饮酒过度、吃肉过度。很多人成了口腹之欲的奴隶，贪吃贪杯，吃喝上瘾，停不下来。还有一些人是因为工作所需、环境所迫，不得不长期被各种应酬宴请，迎来送往所湮没。过度饮酒食肉，会给肠胃带来极重的负担，给健康带来严重的危害。所以，非常多的人年纪轻轻就患有消化或代谢障碍、三高（高血压、高血脂、高血糖）、动脉硬化、肥胖等疾病。

养性的人起居有常度

除“饮食有常节”之外，养性的人还要生活“起居有常度”，就是生活作息各方面要有稳定的规律。

首先是作息时间要有规律。

每日几点起床几点睡觉，都应该形成规律。通过昼夜环境变化影响和长期的作息习惯，人体会形成自己的寤寐生物节律，到时候身体自己就会按时醒来，或者按时犯困，体内的各种内分泌激素水平、神经兴奋水平等，都会按照这个节律起伏。我们要顺应这个节律，在相对固定的时间作息，身体就会比较轻松。如果我们作息时间不稳定，每日变动太大，今天10点睡，明天12点睡，身体来不及适应新的节律，体内内分泌水平、神经兴奋水平等与实际作息时间不匹配，就会出现紊乱，睡的时候睡不踏实，醒的时候醒不彻底，不但整个人的精神状态不佳，还造成体内的内分泌紊乱等问题，时间长了就可能导致疾病的发生。

另外，每日的生活、工作、运动等活动内容也要有比较稳定的规律。比如，每天去相对固定的场所上班，日常的生活习惯、运动方式也要比较规律，这样身体和精神就会比较适应，负担较轻。有的人工作情况变动太大，三天两头去不同的地方出差，这就是一种不规律。即使他出差并没有做什么比较劳累的工作，还是会感觉身心俱疲。这个疲惫感就来自工作和环境条件不规律，加大了人体的负荷。有的人生活习惯不规律，有时一天很忙很累，有时一睡一整天，身体也无法适应这种情形，就会感觉很累。有的人运动不规律，有时候久坐数天，有时候突然跑个马拉松，身体也一样无法适应这个变化，从而很容易受到损伤。

生活环境的变化也要比较规律，最好生活在一个相对稳定的环境中。如果遇到气候变化剧烈，如气温骤升、骤降；或者外部条件变化剧烈，一会儿暴晒，热得出一身大汗，一会儿进入冷嗖嗖的空调房；又或者今天还在干燥的大西北，明天又到了潮湿的南方地区等，类似这种生活环境变化得不规律、不稳定，就很容易给身体带来负担，造成疾病。一般来说，每年在春秋季节转变阶段或者气候变化剧烈的时候人们容易生病，就是因为人们难以适应气候环境的大幅变化。

不折腾才是养性

在“法则阴阳，和于术数，饮食有常节，起居有常度”之后，还有最后一个养性的要求，即“不妄作劳”。在顺应了四时阴阳规律，并且饮食起居都保持比较稳定的规律以后，整个生活方式就平稳有序，和谐有度，这样对身心负担最小，非常有利于健康。在此基础上，我们还要进一步主动地避免那些能够打破已有秩序并给身心健康带来挑战的不当行为，就是“不妄作劳”。

“不妄作劳”，就是不要胡作非为，不要乱折腾，不要做严重打破生活规律的事情，不要做让身体难以适应的高负荷行为，不要做对身体健康不利的错误行为，而要按照规律和秩序过有条不紊的生活。

无论中医、西医都认识到，对人体健康来说，最重要的是保持人体内环境的稳态。而人体内环境与外环境息息相关，保持外环境的稳态就十分关键，此即包括人的生活方式、饮食起居、社会应激事件等。此前讲的“饮食有常节”“起居有常度”，都是为了这个目的。乃至之前讲的整个养性和顺应四时，也都是为了保持此内环境的稳定，这是维持身心健康的关键。所谓的“妄作劳”，就是非必要地打破内外环境稳态秩序的行为，打破秩序就会带来损害，所以“不妄作劳”成为整个养生之道的最后一个屏障。

产生妄作劳、乱折腾的原因主要有两方面，一是认知错误，二是心性有偏。在认知方面，因为人们长期以来受到一些错误思潮的影响，乃至商家的误导，往往导致积非成是，不知道什么是对、什么是错，什么是真养生、什么是妄作劳。我们很多时候甚至把妄作劳、乱折腾误认为是在养生。因此，我们要想做到不妄作劳，首先是搞清楚什么是真、什么是妄，就要从可靠的信息源获得正确的养生知识和健康观念，才能不被错误观念误导。

在心性方面，因为心性有偏，或名利驱动，或欲望驱使，或情绪牵引，或妄想纷飞，导致我们主动地折腾，肆意妄为，把身体和生活搞得一团糟。

《庄子·养生主》讲“缘督以为经，可以保身，可以全生，可以养亲，可以尽年。”郭象注云“顺中以为常也”，即顺应不偏不倚的中和之道，保持常态；郭象还说“养生非求过分，盖全理尽年而已矣”，养生不是追求什么过分和出格的事，而是保持常理常态，顺应自然规律。因此养生和养性贵在顺应自然，得中守常，保持身心内外的稳定秩序，而切忌做什么太出奇过分之事，即“不妄作劳”之义。

形与神俱是养性有成的标志

1. 什么是形与神俱?

如果做到了“法则阴阳，和于术数，饮食有常节，起居有常度，不妄作劳”，就可以达到“形与神俱”，这是一个养性有成的标志。这样也就会收获延年益寿的结果，“尽终其天年，度百岁乃去”。

形与神俱，是指人的精神意志与身体机能之间密切相匹配、相协调、相统一，这是一种比较高的身心修养境界，也是较高的身心健康状态。从脑科学的角度来说，这是一种大脑功能与身体功能达到最佳协调的状态。很多人对形与神俱没有感受，就是因为平日里做不到自己的精神意志与身体功能相统一，而是时常处于割裂甚至冲突的状态。

2. 形与神的割裂与冲突

形与神的割裂就是我们的精神意志与身体机能相脱节，也是大脑功能与身体机能的不协调。一般情况是主观意志过强，让我们忽略了身体自身的感知，听不见身体的声音，脱离了身体的现实情况。形与神的冲突，就是我们的主观意志过强，主动去压制身体的感知，违背身体的感受，强行干涉身体的功能运作，为了执行主观意志而损害身体功能。

比如，有的人不知道饥饱，肠胃已经饱了，但是主观意志认为这个食物营养好，或者味道诱人，或者吃这个显得有身份等，这些主观上的贪欲或观念就让我们忽略了肠胃的感受，强迫身体不得不多吃，最后损害了身体健康。这就是精神意志与身体的割裂和冲突，不能形与神俱。

比如，有的人不知道累，加班加点工作之后，身体已经很累了，浑身酸乏，疲惫不堪，但是因为心里想到下个月的业绩考核，想到需要多赚钱，想到盼着升职，想到自己的成就要赶超别人等，各种主观意志一上来，又感觉身体不累了，继续加班加点。这也是精神意志与身体的割裂和冲突，不能形与神俱。

比如，有的人年龄增大，体质下降，身体已经知道精力不济，身体为了自我保护自然把性功能调低。但是人主观上心猿意马，欲壑难平，就用各种药物逼迫身体，鞭挞身体，涸泽而渔，非要按主观意志逞强斗勇，最后损害了身体健康。这也是精神意志与身体的割裂和冲突，不能形与神俱。

比如，有的人不知道自己的身体需要什么，适合什么样的生活方式，只是刻舟求剑地按照主观意志去妄为。常常把"媒体说、专家说、大家都说、我觉得……"这些各种想法充斥自己的头脑，用这些想法去强行逼迫自己的身体去这么做、那么做。而他从来不知道去听取自己身体的感受，更不知道尊重身体的感受。主观的意志和想法都是人为建立的，很多时候不见得正确，更不见得符合自己身体的需要。当我们用主观意志去强行压制身体的感受，强行干扰身体的机能时，就陷入了形与神的冲突，而这就是很多人的常态。

以上种种，都是因为我们的主观意志不知道自己的身体需要什么，我们也不知道身体在干什么，也不想听身体的声音。假如把身体比作一个企业，我们的精神意志就是老板。如果这个老板不再考虑自己企业的实际情况，不管不顾企业的死活，只是为了各种各样脱离实际的想法，或别人灌输给他的理念，而不惜牺牲自己的企业，那么这个老板已经属于投敌，他不再为自己公司服务了。在形神割裂之下，精神、意志、思想、观念，被别人牵着鼻子走，不再为身体服务，而是为身体之外的其他东西服务，剩下的身体被抛弃、被压制、被封印，就如同行尸走肉了。

3. 把神收回来，专注在当下

当意识到形与神割裂的不良状态，领会了形与神俱这个观念时，我们马上就知道该怎么做了。要神光回转，把自己的神收回来，让心神回家，回到自己身体上，去倾听身体的声音，去尊重身体的感受，去顺应身体自身的规律。

形与神俱，就是要在生活的点点滴滴中，让精神意志与身体感受相协调，让主观意图与身体的需要相统一。比如，在吃饭时把注意力放在吃饭上，感受饭菜的色香味，感受就餐环境的温馨舒适，感恩做饭的亲人或厨师辛勤劳动，体会咀嚼的口感，感受肠胃的愉悦，将我们的主观意识和吃饭的动作、肠胃的感受密切抟聚在一起，把注意力都集中在这儿。这时候身体就充分地为进食做好了准备，身体机能与精神意志两者匹配一致。这样不但吃饭的过程有一种精神享受，食物的消化吸收效率也提高了，肠胃的功能也发挥到最佳，这样形与神俱地吃饭就非常有利于身心健康。而如果吃饭的时候还在想着工作的事儿，或者边看手机边吃饭，甚至吃饭的时候还在跟家人生气斗嘴，身体在吃饭，思想意志在做另一件事儿，以至于吃完饭了都不知道自己吃的是什么。这种心不在焉地吃饭，就是形与神割裂的表现。

身体有自己的调控系统，而这个调控系统会受精神意志活动的影响。精神意志活动通过中枢神经系统、自主神经系统等密切影响身体各方面的机能。如果我们嘴里在吃着饭，心里在想着战场上激烈打仗的事，身体就会受到心理的误导，身体认为你要准备打仗，那就让交感神经兴奋，副交感神经抑制，都要打仗了还吃什么饭，这时候马上就不觉得饿了，消化液、消化酶就停止分泌，肠胃蠕动就抑制，四肢肌肉开始紧张了，身体各方面参数开始进入备战状态。在这种情况下不但吃饭吃得如同嚼蜡，而且体内各种功能都紊乱了，身体搞不清你是要吃饭还是要打仗，时间长了就要生病。同样的道理，睡觉的时候要专注睡觉，不要胡思乱想别的事儿。走路的时候专注自己的脚步，不要心不在焉想别的事儿。生活中的任何事情都要如此。

养性的人，最理想的状态就是形与神俱。走路的时候专心走路、吃饭的时候专心吃饭、睡觉的时候专心睡觉、学习的时候专心学习，让精神意志专注当下的身体活动，就能够做到形与神俱，精神和身体都达到最健康的状态。我们的神，包括精神意志、主观意识、神经活动，全都与身体的行为相匹配，形神上下团结一体，身体就健康了。

南宋养生学家白玉蟾在《修道真言》中说："心乃一身之主，故主人要时时在家。一时不在，则官骸乱矣。"不懂得养性的人，他的神是飘在外面的，形与神割裂，心神被外物牵引，流离失所，身体被心神遗弃，气血紊乱，就是这种不健康的状态。

《五灯会元》记载一位古代的高僧慧海禅师，别人向他请教如何用功修道，禅师回答：饥来吃饭，困来即眠。别人问：所有人都是这样做的啊，也都是跟您一样在修道吗？禅师说：不一样。那人又问：怎么不一样？禅师进一步解释：一般人是吃饭的时候不肯吃饭，在那里百种须索；睡觉的时候不肯睡觉，在那里千般计较。而修道有成的人是吃饭就专注吃饭，睡觉就专注睡觉，都是形与神俱的状态。而一般人是形与神离，吃饭的时候心不在焉，睡觉的时候心不在焉，都在那里胡思乱想。虽然都是吃饭睡觉，但能否做到形与神俱，这就是养性是否有成效的差别所在，其带来的身心健康的效果和生命境界的高下就不可同日而语了。

所以《黄帝内经》把形与神俱作为养性有成的标志，到此就可以实现"而尽终其天年，度百岁乃去"，即一个人只有通过养性才能达到形与神俱，这样就会收获圆满的身心健康，实现延年益寿的目标。

不懂养性的人难免半百而衰

今时之人则不然，以酒为浆，以妄为常，醉以入房，以欲竭其精，以耗散其真，不知持满，不时御神，务快其心，逆于生乐，起居无节，故半百而衰也。

前面讲了懂得养生之道的上古之人，他们通过养性实现“法则阴阳，和于术数，饮食有常节，起居有常度，不妄作劳，故能形与神俱，而尽终其天年，度百岁乃去”。这是我们学习的榜样，下面接着说反面教材。

“今时之人”，就是指不懂养生之道的人。不懂养生的人，首先是不知道规律。他们既不明白四时阴阳的规律，又不知道饮食起居有节有度的规律，所以就“以妄为常”，把错误的东西当成正确的东西，从观念、想法到做法都错了而不自知，深陷其中还不能醒悟。因此不但做不到正确的养生之道，还在错误的生活方式上不知悔改。比如，不知道冬天要闭藏气血，特地去冬泳损耗气血，还认为这是在养生；不知道夜晚应该休息，专门去夜跑，还以为这是锻炼身体；不知道要自然饮食，刻意不吃主食，单吃一些人工营养品……诸如此类，“以妄为常”，颠倒是非的做法太多了。很多人因为观念不正确，努力去养生，结果却是在伤身，在妄作劳。

其次，不懂养生之道的人就不会养性，不会调整自己的精神、情志、欲望、生活方式和身心状态，因此常沉迷于不良的生活方式中。

“以酒为浆”，指天天饮酒过度。浆相当于现在说的饮料、汤水之类。说明无论古今，饮酒过度都是危害健康的重要因素。饮酒过度不但直接损伤身体健康，而且扰乱人的精神和性情，带来精神涣散和神经退化，从身心两方面损害健康。而且酒具有成瘾性，让人欲罢不能，难以戒除。随着人们物质生活的改善，饮酒过度的情况愈演愈烈，无形中导致了很多疾病的发生。当然，在一定范围内适当饮酒还是可以的，主要是避免过度。

“醉以入房”，是讲人们饮酒过度之后又放纵性欲。这一方面是饮酒惑乱心性的表现，另一方面反映了酒色之欲往往如狼狈为奸，相互勾连，让人们的健康陷入泥潭。正如前面提到的“食色性也”，自古以来纵欲伤身的人几乎都离不开酒色。这里以酒色之欲为例，实际代表方方面面的欲望，比如前面提到的所有感官享受、名利之心等，道理都是一样的。任何过度的欲望，都会消耗人们的精气。

“以欲竭其精，以耗散其真”，人们放纵各种欲望，就会过度消耗人体的气血和精气神，使人体生理机能降低，导致各种疾病的发生。

“不知持满”，不知道保持脏腑气血的充满，不知道储存精气，一味消耗它。

“不时御神”，也不知道约束调整自己的精神、性情，让自己恬淡平和下来。“御神”就是自己驾驭调节自己的精神，不让自己的精神被别人或外物控制。一般人的精神都被外在的东西牵走了，自己驾驭不了自己的神，因而整个身心都受到外物的奴役。这些外物可能是欲望、嗜好、名利等诱惑。养性的人就是要主动调控、自主驾驭自己的心神，神静则气血和平。

“务快其心”，怎么痛快怎么来，沉迷于随心所欲的放纵，没有节制。

“逆于生乐”，迎合生活中的一时之欢。

“起居无节”，造成饮食和生活起居没有规律，没有节制。

“半百而衰”，还没有到50岁身体就已经很衰败了。这是不懂养性的人所处的常态。我们如果善于观察身边的人，很容易发现这些现象的普遍存在，《黄帝内经》的描述非常写实，说明从古到今人们的健康问题都是相同的。

养生的真谛是养性

在介绍了上古之人的养生之道后，岐伯将其核心要旨归结到养性上，重点突出地专题论述具体养性的方法。下面的内容就是关于养性真谛的精彩展现。

1. 对外避邪，对内养性

夫上古圣人之教也，下皆为之。

“上古圣人”是那些精通养生之道的人，他们是这样教导老百姓养生的。

虚邪贼风，避之有时，恬惔虚无，真气从之，精神守内，病安从来。

这句话非常重要，是中医学养生理论的箴言。它包括以下两个方面。

一是对外避邪，要避开一切外来的损害健康的因素。“虚邪贼风”指的是所有外来致病因素，包括感染性因素和非感染性因素。对于感染性因素，包括细菌、病毒等各种病原微生物感染，可以通过隔离感染源，切断感染途径，给自己营造一个健康环境。比如在传染病流行期间佩戴口罩，不去人群聚集场所，注意手卫生等。对于非感染性因素，包括生活环境中的其他各类致病因素，可以通过采取适当的养护方法和调整生活方式来避免。比如适时防护风寒暑热，月经期间不要受寒，生孩子坐月子注意避风寒，天气恶劣时要减少外出，冬天注意保暖等。总的原则是“避之有时”，不入险地，不要把自己暴露在致病因素的风险之中。预防疾病首先是远离外因，这是个前提，是一种非常积极和务实的防病理念。

二是对内养性，要保持良好稳定的精神情志状态。“恬憺虚无，真气从之，精神守内，病安从来”，就是要保持一种精神稳定、心态安和的状态。有了这个精神状态，人就不容易生病。内部因素中对健康影响最大的是一个人的精神情志状态，这是第一位的因素，其重要性超过了身体方面的因素。在这里，《黄帝内经》与前面孙思邈的养性思想完全一致，互相呼应起来。

中医特别重视治神，《黄帝内经》说“上工治神”。神就是身体的控制系统，包括中枢神经、内脏神经，包括高级精神意识思维活动，也包括调节内脏活动的外周神经系统，其中尤其以人的精神意识活动为首。这个神控制着身体的气血运行和脏腑功能，包括循环、代谢、内分泌、呼吸、心跳等各个方面。神安了，身体的气血就安了；神乱了，身体的气血就乱了。精神舒畅，气血活动就顺畅；精神抑郁，气血活动就滞涩不通。这个神就是一身气血活动的指挥棒。

关于神乱对气血的影响，《黄帝内经》讲“怒则气上，喜则气缓，悲则气消，恐则气下，惊则气乱，思则气结”，就是说人的精神情志只要有所波动，体内的气血活动就会随之波动，包括神经、内分泌、呼吸、循环、代谢等各方面，都会在精神情志的指挥棒下，一起动荡。人的精神情志和身体的生理活动是一体的、密不可分的，所以中医还讲“五脏藏神”，就是精神情志活动本来就跟所有脏腑气血浑然一体，形神一体，或者说身心一体，这是中医相对于西医学而言非常有特色的内容。

神乱则气血乱，神安则气血安。当一个人每天心平气和、神闲气定、放松安详时，体内气血也是有条不紊地运行。如果他的精神情志活动如惊涛骇浪一般，一会儿生气，一会儿纠结，那他体内五脏六腑的气血活动也是波浪滔天，那当然就容易生病了。所以养生一定要从治神入手，以养性为本。

“精神守内，病安从来”，“守内”就是形神合一，形与神俱。如果自己的精神能静定下来，使神来守形，与自己的形体同在，而没有被牵引着跑到别地儿去，病还能从哪里来呢？就不容易生病了。《淮南子》记载：“治身，太上养神，其次养形”，“神清志平，百节皆宁，养性之本也。肥肌肤，充肠腹，供嗜欲，养生之末也”，也是明确指出养神为养性之本、养生之本。

外因善于避险，内因精神静定。对外躲避致病因素，对内保持良好的精神情志状态，两者结合起来，就是非常全面的养生之道了。

2. 闲适安和的心态

是以其志闲而少欲。

进一步展开来说，注重养性的人，应保持自己情志上闲适从容，不会产生太多不必要的欲望。目前很多人在生活中都处于一种焦躁不安、忧心忡忡、紧张忙碌的状态，这是因为当下社会节奏快，工作普遍忙碌，生活压力大，同时人们的各种欲望越来越难以得到满足。人处于这样的生活状态下，身体的劳损和精神的疲惫在日积月累中会慢慢形成疾病。一旦形成疾病就很难痊愈，因为这就是一种生活方式病、身心状态病、日子过错了的病，单靠药物治疗是很难的。而目前这种疾病是非常普遍的，这也是本书重点讲养性的原因。我们不能单靠药物来治疗这类疾病，而必须养性，从身心各方面调整生活方式，调整精神和心态。

当然心态调整是有难度的，所以我们必须找到更深层的根源。生活无法安心从容，根源在于患得患失，在于我们的欲望、思维习惯及认知不明。通过本书的层层剖析，我们可能更容易观察自己，发现问题，在养性和调整生活状态方面可能会更容易一些。

其心安而不惧。

在生活中保持心态安和，就没有恐惧感，就会感受到非常踏实的那种安全感，那种坦坦荡荡的自在感。这里说的恐惧感不是说每天受多大恐吓，而是一种内心深层的不安全感，在表面上就体现为一种无所不在的压力和焦虑，这是几乎所有人都能感受到的。有时候说现代人像热锅上的蚂蚁一样，一直在焦躁不安地忙碌奔波，这其实就是一种由恐惧感带来的不安。如果我们的心态能够安和稳定，那么即使工作繁忙一些也不会感觉很疲惫。

其形劳而不倦。

这就是讲身累和心累的问题。身累不要紧，心累是真累。当我们内心焦躁不安时，无论进行多少体力劳动或脑力劳动，都会感觉疲惫不堪。当我们内心安定闲适的时候，即使身体很累，人也会神采奕奕、精神焕发。

这方面很多人有误解，认为自己太忙了，没法养生。其实养生不是说只能放下工作，安逸地闲待着。养生与工作繁忙并不矛盾，它是要我们以一种良好的心态去面对一切，通过养性提高自己的生活境界，做到形劳而神闲。我们可以每天操劳忙碌，但仍然心如止水，这不仅不会损伤身体，反而身体会很健康。

3. 返璞归真，气血随顺

气从以顺，各从其欲，皆得所愿。

精神内守、心态恬淡的人，他的气血是顺畅的，因为他只有适度的欲望，很容易得到满足。不是说得到了多少钱才满足，是钱多也满足，钱少也满足，各就各位，各自满足。他没有过度的欲望，只做自己分内的事情，没有分外的想法，感觉各方面都很顺心合意，这就是知足常乐。正如《中庸》所言，因为君子“素其位而行，不愿乎其外”，即安于现处的位置去做应做的事，不生非分之想，就可以“君子无入而不自得焉”，无论处于什么情况下都可以安然自得。这就是养性之人“皆得所愿”的状态。人们一般感受到太多的事与愿违，主要是由于自己的欲求过度或者违背客观规律。如果顺从客观规律，保持少量的、适当的欲望和愿望，就很容易遂愿了。

故甘其食，美其服，乐其俗，高下不相慕，故其民曰朴。

在这样的心态之下，无论吃什么，都会觉得很美味；无论穿什么，都会觉得很舒适；无论什么样的生活习俗，都会觉得很快乐。因为内心恬淡地接受一切，精神笃定而静守在自己内心，不为外部诱惑所牵引。所以人与人之间不再互相攀比，不再互相羡慕，而是各自守护自己的内心，各自享受自己的圆满。

除了吃饱穿暖，人们绝大多数的烦恼和精神内耗都来自跟别人比较。在比较的过程中，自己的神就被别人牵走了。别人说什么、做什么，别人的一举一动，都会让我们神不守舍，让我们对自己现状不满，让生活幸福感一扫而空。而且跟别人比较是无止境的，会使我们永远都不会满足，心态永远不能安和平静，这是一条不归路。因此，我们要学会"高下不相慕"，追求精神内守，找到属于自己的生活，站定自己的脚跟。

人家吃那个，我们吃这个，各有各的习惯，各自乐在其中。人家那样的生活条件挺幸福，我们的条件不如他但幸福感跟他一样，可能比他还多，每个人在各自的位置上都自得其乐，不羡慕别人。这样的境界就叫"朴"，非常纯净天真，《黄帝内经》称为"上古天真"，这是一种返璞归真的精神境界，也是一种最为安和幸福的生活状态。在这种生活状态下，人们就不会再被各种欲望所消耗，不会被各种外部事物所诱惑，无论人的能力高低，都不会被外物所奴役，都能符合天地大道，这就是养性得道的境界。

是以嗜欲不能劳其目，淫邪不能惑其心，愚智贤不肖不惧于物，合于道数，故皆能度百岁而动作不衰者，其德全不危也。

当我们做到返璞归真、气血顺畅的境界时，即使有一些嗜欲，有一些不利因素的干扰，都不会让我们劳损和困惑。无论我们知识多少、能力大小，都不会被外物所牵绊，不因外物而心生不安，而是时时刻刻与道相合。

人能合道则有德，就会受到自然规律的护佑，就不会遇到损害，这就是“德全不危”，这样就能年寿百岁而动作不衰老。

4. 养性贵在有节制

是以人之寿夭，在于撙节，若消息得所，则长生不死，恣其情欲，则命同朝露也。

因此，人健康的好坏、寿命的长短，都在于顺从规律，有所节制。如果我们能好好地调整心态和生活方式，任何事情都保持一个合适的度，就可以延年益寿。如果放纵欲望和情绪，没有节制，就会像早晨的露水一样短命。这就是上古圣人给我们教导的养生之道。

在初学养生和养性的时候，我们需要努力约束自己，让生活各方面保持节制。但随着我们认识的深化和心性的提升，就会发现渐渐地不必刻意节制，就可以自然而然做到适当、适度。就像孔子讲的“随心所欲而不逾矩”，养性和养生也是如此，慢慢地达到浑然天成的“朴”的境界，使遵道合德成为生活自然而然的本色。

中年大修，抓住养性的关键时机

很多人都有这样的问题：我们什么时候开始养生？什么时候开始养性？如果年龄大了待疾病缠身时开始养生，那就晚了，那是养病了。如果自幼就养生，那未免有点早。《黄帝内经》下文就讲述养性的时机问题。

1. 40 岁是人体由盛转衰的转折点

岐伯曰：人年四十而阴气自半也，起居衰矣。

这里岐伯给出了答案：一个比较恰当的开始养生和养性的时间，就是中年，具体来说就是 40 岁左右。因为人到 40 岁时，人体所储备的阴气就已经损耗过半了，身体各项功能开始显著衰老退化。

什么叫“阴气”呢？跟阴气相对的叫阳气。阴气和阳气不是指两个东西，而是指一个东西的两种状态。

举两个例子：比如我们的钱，不用来消费的定期存款就叫阴气，取出来放钱包里用来消费的零花钱就叫阳气；又如汽车油箱里装的汽油，还没有燃烧时称为阴气，在气缸里燃烧形成的火焰就叫阳气。

阴阳是物质转化过程中的两种状态，这是阴阳的概念。人体的生命物质能量处于升发与消耗状态时，能量在燃烧，这就叫阳气；体内的生命物质能量闭藏起来处于储存状态时，这就叫阴气。因此，阴气就是内脏所储存的精气，阳气就是我们劳动过程中消耗的精气。

我们要活得健康就要储存足够多的阴气。阴气的存量要越多越好，它越多人的寿命就越长，阴气用完寿命也就完了。因为阴气相当于油箱里的汽油、家里的粮仓，要存的多一点，用的时候就一点一点拿出来，把它转化为阳气来使用。我们身体每天维持各种生命活动的所有消耗，就是把阴气提出来转化成阳气消耗掉，用它来对外做功。因此消耗越多，阴气就越来越少。前面讲要保持精气充满，减少不必要的消耗，就是这个道理。《黄帝内经》提出要“阴平阳秘”，即阴气要保持充足，“平”是充足、丰收的意思；阳气要固秘、收敛，即阳气的消耗不可太多。如果阳气消耗过多，就成了“阳气烦劳则张，精绝”，阳气过于亢奋鸱张，消耗过度，会把阴气耗竭。

阴气是从哪里来的？人体的阴气包括先天的部分和饮食营养补充的后天部分。人到了40岁后，体内阴气存量就少了一半，也就是很难再增加储备量了，这时候身体就开始走向衰老。相当于电池只有半格电，各项身体功能就开始逐渐衰老退化。所以40岁是体质变化的一个分水岭，其核心标志是阴气的储量。人的体质就像一个先升后降的抛物线，在40岁以前，人体处在向上的增长阶段，五脏精气虽然不断消耗，但整体功能还处于上升期。到40岁后人的体质开始走下坡路，各项功能衰老退化，五脏也无法储存更多精气了。以前走路不累，现在走路觉得累了；以前吃东西怎么吃都不难受，现在吃多了难受，吃少了也难受；以前熬夜加班都不算事儿，现在熬夜一次好几天缓不过来。这就说明已经开始衰老了。虽然这时候我们可以通过饮食或药物补充阴气，但却不能无限补充，五脏再也没有能力储存更多阴气了。随着年龄增大，五脏阴气不断耗竭的趋势是无法扭转的。

年五十体重，耳目不聪明也。年六十阴痿，气力大衰，九窍不利，下虚上实，涕泣俱出。故曰：知之则强，不知则老。

人在50岁后身体开始变得沉重，耳目感官的功能下降。60岁后出现性功能衰败，“气力大衰，九窍不利”，体力和五官九窍都不正常了。“上实”是头晕眼花，“下虚”是腰酸腿软，鼻涕、眼泪、小便都控制不住了。这些都是五脏阴气衰减过半以后导致的身体机能全方面下降。

我在临床中对这个问题的感受很深刻。比如说40岁以上的中年人或老年人，身体开始出现各种慢性病，各处不舒服，吃药治一治感觉好一点，过了一两年再看，还是有这些不舒服，好像很难完全消除所有不适。有患者说自己以前身体好得很，从来就不生病，怎么现在老是难受，而且吃了这么多药还回不到以前呢？那就是因为人已经年过40岁，永远也回不到20岁了，衰老的进程会越来越快，各种毛病也会越来越多，怎么治也治不完。实际上很多慢性病的重要病因并不是别的，就是衰老。随着年龄增大，脏腑精气损耗，身体功能逐渐下降，各种毛病层出不穷，本质就是年龄不饶人。当然每个人体质和前期保养不同，具体情况会不太一样。

“知之则强，不知则老”，懂得这个随年龄增大而阴气耗竭导致衰老的道理的人，就会节约阴气，减少阴气的消耗，尽量保持五脏阴气的充满，才可以减缓衰老，否则会加速衰老。

2. 固秘阳气，保存阴气

同出名异，智者察同，愚者察异。愚者不足，智者有余。有余则耳目聪明，身体轻强，年老复壮，壮者益理。

由于体内的阴气和阳气是同一个事物的两种状态。就像定期存款和零花钱关系、汽油和火焰的关系，储存状态叫阴气，消耗状态叫阳气，因此阴阳二者是“同出名异”，二者是一体的，不能割裂开来看。但一般人不知道阴阳是一体的，就会认为二者不同，觉得阳气旺了功能更强，因而喜欢阳气而排斥阴气。每天工作结束之后再去健身房锻炼几个小时，天天熬夜却不嫌累，反而觉得自己精力充沛，以为这都是好事情，把阳气与阴气区别对待，有所喜恶。“愚者察异”，愚者偏爱阳气，不喜欢阴气，扶阳抑阴，觉得阴气不如阳气有用。其实这个阳气旺的本质就是快速消耗阴气，阳气旺是阀门开得大，燃烧得旺盛持续时间就短，折腾得厉害寿命就不能长久，阴气消耗完了就寿终正寝了。

有的人是工作狂，精力很充沛，他觉得自己身体好，实际上自己处于高杠杆、高透支、高风险的状态。阳气旺意味着阴气消耗得快，所以精力旺盛不一定是好事，阳气充足不一定健康长寿。我们看一些平时病恹恹的人，整天小毛病不断，身体也没劲儿，也干不了多少活儿，他可能还长寿。别看他阳气弱，他消耗得慢，细水长流，火苗不大一直能着。

“智者察同”，智者能够看到阴气和阳气的一体性，为了保持阴气充盈和持久，就要减少阳气的消耗，所以做任何事情都会节制、克制，以减少消耗为目标，反而不会追求阳气的亢奋，不贪恋肆意挥霍阳气的快感。因此，智者蓄积的阴气充足有余，而愚者的阴气因消耗过大而呈现为不足。阴气有余的智者才可以减缓衰老，在年龄很大时还可以保持耳目聪明，身体轻健，老而不衰，延年益寿。此段强调了固秘阳气、减少消耗、节约阴气的重要性。

是以圣人为无为之事，乐恬淡之味，能纵欲快志，得虚无之守，故寿命无穷，与天地终。此圣人之治身也。

所以懂得养性的圣人，为了保持阴气充足，做事情都是“无为”的心态，不刻意，顺其自然，不跟规律硬“顶牛”，这样做阴气消耗最小，阳气的阀门开得最小。饮食的原则是“恬淡之味”，即喝淡味的白开水，吃口味清淡的饭菜，过平淡的生活，会觉得很舒服，这样做也是使阴气消耗最小。因为他们的愿求和欲望是无为的、适当的，就会很容易得到满足，每天心情很舒畅，自得其乐，这是“纵欲快志”，也就是知足常乐，少欲则常如意。他们的精神内守虚无，因此可以延年益寿。所以养性治身的原则是无为少欲，是为了固秘阳气，减少阴气的消耗。

3.“中年大修”是抓住养性的关键时机

在《黄帝内经》提出40岁阴气自半这个观点之后，明代医家张景岳在此基础上进一步提出了“中年大修”的理念。所谓中年大修，就是考虑到人到40岁左右的中年时期，脏腑阴气已经损耗过半，身体功能开始走下坡路，之后体质日渐下降，大部分慢性病在这个阶段逐渐显现。如果能在40岁左右这个关键时期，对身体进行一番整顿保养，就像汽车大修一样，把体内蓄积的问题予以纠正，身体素质还可以实现中兴，那么后半生衰老的过程就会比较缓慢，相对而言就可以预防疾病，延年益寿。如果这时候不进行大修，等发生疾病以后体质就会呈断崖式坠落，再想通过治疗恢复到之前的状态就很难了。因此，中年大修是抓住人体衰老的转折阶段，抓住预防疾病的关键窗口，也是着手养性的重要时机。可以说，中年大修，老了无忧；中年不修，老了病愁。

中年大修的方法，首先是树立正确的观念。人到中年的时候，还想跟20岁一样想怎么折腾就怎么折腾肯定是不行了。先要有这个意识，就是到中年以后我们的身体开始衰老，身体储备的精气不多了。因此第一个观念是要知道节流，减少精气的消耗。中年以后就要知道节制，以前喝酒多，现在就少喝；以前熬夜，现在就不要熬夜了；以前劳心劳神比较多，现在就要做减法，收心静心了。孙思邈在《千金翼方》中引用老子的话："老子曰：人生大限百年，节护者可至千岁，如膏用小炷与大炷"，就是说像油灯的灯芯大小不同则灯油燃烧时间不同一样，人对自己的精气也是要调小火焰，省着点用，才可以延年益寿。

有了节约精气的观念之后，就要开始做"未知死，焉知生"的反省工作，反省自己目前生活方式和身心状态存在哪些偏差、哪些问题。然后就要开始大刀阔斧地自我革新，通过认真养性，修正自己的身心状态；通过调整生活方式，修正不当的身心行为。另外，人到中年很多人的身体已经出现问题了，这时要尽早服药调理，尽早治疗，把疾病消灭在萌芽阶段，这也是中年大修的重要方面。

举例来说，有的人身体感觉各种不舒服，到医院一查并没有什么大毛病，就是咱们所说的亚健康。如果就这么等着，什么措施也不采取，等以后病情严重了再治疗就晚了。而如果在亚健康阶段就积极开始调理，该吃药时吃药，该养生时养生，同时调整生活方式，就可以避免疾病的进一步发展。这一段时间可以说是健康状态可逆的最后阶段。

很多人认为，没有生病就不应该吃药调理，也没必要保养身体，更谈不上什么大修了。可是，当他买了汽车，就不会认为汽车没坏就不要维修保养，什么时候坏了什么时候去维修，不会的。他反而会在汽车什么毛病都没有的情况下，就积极定期保养，每隔半年、一年或者行驶多少公里，就去修车厂更换零件，清洗积碳之类。因为他怕如果不定期保养的话，说不定什么时候汽车就会突然出现大毛病，那时再修就得不偿失了，提前保养可以避免出现大毛病。你看，面对汽车时人们想得很明白，可是面对自己的身体时就糊涂了，就不会想到如果不定期保养身体的话，身体就可能突然出现大毛病。

中年大修主要靠自己，不能完全靠医生。医生所负责的主要是生病以后的情况，即使我们因亚健康去找医生调理，医生也往往局限于惯性思维，认为病情不严重，没必要调理，等什么时候严重了再过来。所以，当我们有了中年大修的观念以后，就可以自己掌握调理身体的主动权，多关注自己的健康状态，积极采取措施进行调整。

中年大修的观念是一种认知的奢侈品。一般人的注意力都在工作、挣钱、追名逐利、贪图享受等这些外物上，即使有一部分人意识到了应该关注身体健康，但因为对养生保健的理解比较浅显，也起不到什么作用。当我们有了这个中年大修的观念以后，看待生活的眼光和视角就会不同，随着不断养身和养性，整个身心健康乃至人生体验都会大幅提升。

第五讲 养性贯穿一生，联结两代

一个人维护健康的养性事业，是在自己出生前就开始了。按照时间顺序，从最初阶段父母的婚育时机，到胎儿阶段的胎教，到出生后的婴幼儿阶段的养育，一直到长大成人后面对酒色之欲的考验，可以说，养性事业贯穿人的一生，并联结亲子两代人，可谓兹事体大，不可不慎。

成年人养性是战胜酒色之欲

仲长统曰：王侯之宫，美女兼千。卿士之家，侍妾数百。昼则以醇酒淋其骨髓，夜则房室输其血气。耳听淫声，目乐邪色，宴内不出，游外不返。王公得之于上，豪杰驰之于下。

仲长统也是东汉时期的一位养生家，仲长统说，王侯卿士这些达官贵人，他们生活条件好，家里有很多美女和侍妾，因而他们过着酒色无度的生活。他们白天饮酒无度，酒精的热毒损伤其骨髓；他们夜晚贪淫纵欲，房劳损耗其血气。他们耳朵听到的都是淫秽的声音，眼睛贪恋淫邪的美色。他们要么进入宴席，沉迷而不出；要么外出冶游，纵情而不返。上层的王公贵族和地方的豪绅才俊上行下效，在整个社会中形成纵情酒色的不良风气。

这种以前达官贵人才有的糜烂生活方式，现在一般人都能够享受到了。现在虽然不在家里养侍妾美女，但是娱乐业发达，物质条件优越，有些人确实过着花天酒地的生活。这种纵情酒色的生活方式，是损害健康的罪魁祸首，所以孙思邈将其放在此段之首。

在这里要特别注意一个现象，就是年轻人自慰过度，也属于纵情色欲的范畴。因为性教育的不完善，年轻人对自慰的危害没有防范之心，很多年轻人出现了自慰过度的情况，给身心健康带来非常严重的损害。我们在临床上经常遇到这种因自慰过度造成的伤精患者，他们除了身体健康糟糕，一般也普遍存在心理健康的危机，常出现焦虑抑郁、消极悲观情绪，让整个生活都变得阴暗，治疗起来也颇有难度。有的说法认为人的精液只不过是水和微量蛋白质，无足轻重，甚至鼓励无节制地自慰，这是严重的误导。在中医学看来，无论男女，生殖之精都是人体生命物质中最精华的部分，是由五脏精气转化而来的，生殖之精的过度损耗就是直接损耗肾精及五脏的精气。五脏精气亏损则全身的生理机能下降，肾精亏损更会引起脑髓空虚，造成整个神经系统衰弱和大脑功能下降，这就是伤精之人常伴有焦虑抑郁和记忆力下降的原因，给学习、生活和工作带来很大影响。正常的生殖繁衍和适度的性欲释放是需要的，但过度的损耗就会严重损害身体健康，年轻人一定要重视这个问题。

酒色之欲的放纵，最终都会耗竭人体的气血和精髓，使一个人的体质大幅下降，陷入疾病缠身的泥潭。因此，无论古代的昏君、纨绔子弟，还是现代夜生活丰富、纵欲的人们，都是身体素质非常低下、健康状况堪忧的群体。有识之士在育儿时，都会对自己的孩子谆谆告诫，让他们不要沾染纵情酒色的不良习气。因此，养性之人在成年阶段的关键是战胜酒色之欲，为身体健康奠定基础并守住底线。

胎儿阶段的健康依赖父母养性

每个人在出生之前的胎儿阶段就遇到了第一个健康维护课题，此阶段的健康状况构成了一生健康的先天部分，其影响可谓深远。只不过胎儿阶段的健康是由父母帮我们维护的，父母在这个阶段妥善养性，就是给我们最宝贵的健康传递。

1. 胎产的时机和注意事项

及至生产不时，字育太早，或童孺而擅气，或疾病而构精，精气薄恶，血脉不充。

这句话讲的是胎产问题，每个人在出生之前的胎儿阶段，其健康状况受父母的影响非常大。

“生产不时”，指的是在胎孕和生产过程中时机不当或养护不当，孩子在出生时其健康就受损了。最典型的如早产，早产儿的体质普遍会差一些，给其一生的健康状况带来不利影响。为了避免早产的发生，父母要加强学习相关知识，积极采取措施，在胎孕阶段妥善保养，避免过于劳累、情绪剧烈波动、饮食不当、意外伤害等事件的发生。此外，在胎孕过程中如果父母情志不调或养护不当，即使没有早产，也会对孩子的发育和健康产生不利影响。比如，有的孕妇在孕期贪食辛辣，可能会造成孩子出生以后体质燥热或容易过敏；有的孕妇经常情绪激动，暴怒暴喜，会使胎儿受到惊吓，孩子出生后的一些神经系统疾病可能与此有关。在分娩过程中也要谨慎，当然这个过程现在是以医院和医生为主导，要听从医生的意见，有一些细节需要注意，比如有的婴儿在空调冷气过度的产房容易受寒等。

“字育太早”，是指人过度早婚早育，怀孕的时机不合适。这是古代社会比较常见的问题，古代有一些人十几岁就结婚生子，自身尚未完全发育成熟，这时候就过早结婚、过早生育，不但给自身健康带来不利影响，对生出来的孩子的身体健康也很不利。人应该在身体充分发育成熟以后再结婚生育，根据自己的身体条件或生活条件选择合适的生育时机，才是对自己和孩子的身体健康负责任的做法。现在法定婚育年龄就是考虑了这个因素后确定的，按照这个年龄婚育就是对健康比较有利的。现代社会婚育过早的情况比较少见了，反而晚婚晚育更常见。但如果生育过晚，生育时父母双方年龄太大，尤其是孕妇年龄太大，对所生孩子的健康也有不利影响。为了孩子的身体健康考虑，要选择自己身体强健的恰当时机生育，生育年龄不宜过小或者过大。

“或童孺而擅气，或疾病而构精，精气薄恶，血脉不充”，这指的是夫妻生育时如果年龄过小，或者带病行房，就存在夫妻双方的精气薄弱、气血不足的问题，也就是精子、卵子质量低，就会导致生出来的孩子体质较弱。所有负责任的父母应该在自己身体状况良好、没有明显疾病时生育，才能给孩子一个良好的健康基础。

因此，一个人维护身体健康的养生事业，是在他出生前就开始了，只不过这第一阶段是由他的父母代劳的。需要父母的生育年龄、时机合适，生育时健康条件良好，胎孕生产时善加养护，才能给孩子的身体健康奠定坚实的基础。这个理念在现在看来也是非常科学、极其先进的。

2. 真正的胎教是父母养性

胎儿阶段的健康维护，就是中医自古以来提倡的胎教。孙思邈在《千金要方》的养胎章节专门讲过胎教，我们引用到这里介绍一下：“论曰：旧说凡受胎三月，逐物变化，禀质未定。故妊娠三月，欲得观犀象猛兽、珠玉宝物；欲得见贤人君子、盛德大师；观礼乐、钟鼓、俎豆，军旅陈设，焚烧名香；口诵诗书、古今箴诫；居处简静，割不正不食，席不正不坐；弹琴瑟，调心神，和情性、节嗜欲。庶事清净，生子皆良，长寿忠孝，仁义聪慧，无疾。斯盖文王胎教者也。”这里认为受孕后前三个月之内，胎儿的体质和性情都未定型，会随周围环境影响而变化。因此，自文王以来就提倡胎教。

胎教不是给胎儿讲什么道理或故事，让他提前学习什么知识，而是在胎儿阶段，让孕妇把身心状态、生活方式和精神情绪调好，给胎儿营造一个好的坐胎环境，这对将来孩子的身体健康非常有帮助。这个胎教的关键是，要孕妇保持一种安定、祥和、放松、愉悦的精神状态，不要着急生气，不能一惊一乍，要充分休息，要动作舒缓，饮食起居要非常有规律。平常再泼辣的女性在这个时候也要变得温柔贤淑，平时工作再忙的女性在这个时候也要以胎儿为重。当然给胎儿听听舒缓的音乐也是很好的。为了达到这个状态，孕妇要刻意回避一些不利因素，不要接触烦心事和烦心人，在这个时期多读一些修心养性的书籍，做一些陶冶性情的事情，多接触一些积极向上的人、事及祥瑞宝物，多接触正能量。如果孕妇的精神和身体始终保持安定和谐，那么胎儿就气血通畅，将来也会身体健康。

反过来，如果孕妇的生活一团糟，情绪波动大，精神刺激强，动不动就吵架生气；或者作息紊乱，饮食不节，熬夜劳累；甚至有的在孕期同房；或者孕妇生了别的疾病，等等各种折腾，胎儿处在一个不安定的环境中，受到孕妇身心状态的影响就特别大。胎儿在母体里就好像鱼儿在水里一样，母体的气血一震荡胎儿就跟着震荡。所以孕妇的不良身心状态会损害孩子的健康，给孩子的大脑和精神发育带来一系列问题。

负责任的父母要把胎儿的生长环境搞好。有些小孩一生下来就病了，多是因为在胎儿期间就受伤了。要把孕妇的身心状态搞好，责任在孩子的爸爸。作为男人应竭尽全力保障孕妇的身心状态良好，不但要在生活上照顾孕妇，更要在精神上呵护孕妇，陪她开心，哄她高兴，让她情绪稳定，这是首要任务。做父母的应从怀孕之前就开始为孩子负起责任，而不是等生了孩子之后才负责任。胎儿阶段就是孩子的先天，其对孩子身心健康的影响不亚于基因，可谓影响深远，关乎孩子一生的健康基础，因此父母不得不慎重对待。因此一个人在胎儿期的健康维护，就是依赖此时的父母们养性，父母们的养性联结了亲子两代人的健康，不可不慎。

这里要强调一下夫妻关系。没生育之前，夫妻关系如何只是夫妻俩自己的事。开始怀孕之后，夫妻关系还会影响将来孩子的身心健康，就不单纯是夫妻俩的事，那就兹事体大了。夫妻俩是亲密队友，要给孩子一个好身体，在这方面肯定是目标一致的，在生育事业上一定要密切配合，不要互相推诿、互相埋怨，一定要避免怀孕期间吵架生气。丈夫要学会照顾妻子，妻子也要学会调整自己的情绪。不要老找对方的问题，要多找自己的问题，多体谅对方的难处。夫妻吵架闹矛盾的根源都是光找对方毛病。你找对方毛病，对方也找你的毛病，结果互相拆台。必须反过来，各自往前靠近一步，形成一个良性循环。

年轻父母要有这个观念，当准备要孩子的时候，就要为孩子负责，不光要调理身体，戒烟戒酒，还要开始修心养性，学着做一个负责任的爸爸妈妈，要有这份责任感。在每个人的成长过程中，结婚是一个成长的机会，生孩子又是一个成长的机会，抓住这个机会就能让自己更加成熟，在为孩子和家庭付出的过程中赢得个人心性的升华。

婴幼儿阶段和青少年阶段的养性课题

下面讲人出生以后，在婴幼儿阶段和青少年阶段遇到的健康维护和养性课题。

1. 正确育儿是父母给孩子的健康礼物

既出胞脏，养护无法，又蒸之以绵纩，烁之以五味，胎伤孩病而脆。

出生以后，面临婴幼儿的养育问题，“养护无法”是指有些父母在这个阶段会犯错，从而损害孩子身体健康。现在很多年轻父母不会养孩子，得买本书照着书养，这是很有问题的。怎么生孩子、怎么养孩子是人的本能，也有千百年来的代代传承，我们要多向有实践经验的过来人学习。可以参考育儿书籍，但不能过于依赖照书育儿。书上讲的常常是一些理论知识或者新观点，有的并没有经过长期的实践检验，并不成熟。一项育儿知识是否正确、是否对健康有益，往往需要很多年，甚至数十年、几代人观察验证才能明确。育儿方面我们要更加尊重代代传承的实践经验和中医学的理念，因为这些都是千百年来一代一代人积累下来的成熟知识。如果每个父母都能正确地育儿，就能帮助孩子打下良好的健康基础，这是给孩子的最好礼物。

婴幼儿养护最重要的两个问题是衣着和饮食。衣着方面容易犯的错误是给婴幼儿穿的衣服太厚、太暖，导致孩子身体生出内热，演变为各种疾病，如发热、湿疹、便秘等。这就是“蒸之以绵纩”，穿过暖的棉衣让孩子过热。因为婴幼儿处于生机旺盛的发育阶段，其散热功能没有发育完全，所以特别容易上火，如果穿衣过暖会导致热邪内生。古人提倡给孩子穿旧衣服，老二穿老大的旧衣服，老大穿亲戚给的旧衣服，孩子就不容易生病。因为旧衣服不像新衣服那样容易使孩子上火，接触皮肤也更亲和，也就是俗话说的更养人。现在生活方式变了，还是以穿新衣服为主，但是要领会这个精神，穿衣不要太厚，同时要选择对孩子皮肤没有刺激的材质。

因为疼爱孩子，很多家长会给婴幼儿吃太多、太丰富的饮食，会造成喂养过度而损害孩子健康，出现肠胃和代谢方面的疾病，这就是“烁之以五味”。临床上遇到婴幼儿的疾病一半以上是吃出来的，一般都是吃多了。特别是很多家长给几岁的小孩子吃太多牛奶、水果、饮料、零食、肉类，以及滥补各种人工营养剂等，带来很多疾病，比如痰湿、肥胖、鼻炎、腺样体肥大、发热、咳嗽、积食、糖尿病等。除非小孩有病需要针对性补充营养，否则他吃自然的母乳、自然的家常便饭，能吃饱就可以了，不必刻意补充太多人工营养剂。

中医在育儿方面有一句箴言：“若要小儿安，三分饥与寒。”要想小孩少得病，就要避免饮食过度和衣着过暖，吃饭不要吃太饱，要有点饥饿感；穿衣服不要穿太暖，要有点凉意。孩子稍微有点饥饿感，不吃太饱，孩子的肠胃功能会更加旺盛，吃太多了反而使肠胃呆滞，消化功能下降。孩子穿衣稍微感受到一点凉意，身体功能也会比较旺盛，孩子适应环境的能力也会提高。当然也不能走极端，只是在饮食和保暖方面稍微欠一点，并不是说让孩子饿着或者冻着。

如果父母对孩子保护得太过严密，像养护温室的花朵一样，那是不行的，会导致孩子免疫力下降，健康受损，那就养成了“脆孩儿”，俗话说不皮实。这种“脆孩儿”的适应能力差，生命力脆弱，遇到任何风吹草动都容易生病。孙思邈在《千金要方》儿科章节中指出：“若常藏在帏帐之中，重衣温暖，譬犹阴地之草木，不见风日，软脆不堪风寒也。”真正健康的孩子一定是皮实的，对各种环境条件的适应能力强，耐受能力强，生命力顽强。养孩子都应该照着皮实的方向去养，不要照着温室花朵去养。古人在这方面提倡数见风日，就是带孩子走进大自然，多进行户外活动，经常接触各种各样的气候环境，吹风晒太阳，提高对不同环境的适应能力，就可以提高对疾病的抵抗力。

现代在城市生活的孩子的生活方式有个大问题，就是远离大自然。孩子长期生活在人工建造的环境中，从家里这个屋子到学校那个屋子，日复一日地困缚在这种单调、枯燥的环境中，每天疲于学习各种课程，户外活动太少。这种生活虽然看起来物质条件很好，但是非常不健康，长期下来不仅会使孩子因为缺乏活动而体质下降，还会使孩子的心理逐渐变得烦闷焦虑，容易出现各种心理疾病。走进大自然，进行户外活动，接触的阳光、空气、植物、开阔的视野等，首先会让人的身心全方位放松，这是在室内环境中无法实现的；其次，户外活动还能提高孩子的身体素质，提高其对环境的适应能力，使其感受到自然的气息，产生人与自然相连接的那份安全感。因此，我在临床上经常嘱咐家长们，要带孩子走进大自然，这对健康育儿至关重要。

2. 青少年养性在于不纵欲

未及坚刚，复纵情欲。

这是讲人到了青少年阶段，但还没有到发育成熟、气血坚固的成年时期，就面临放纵情欲的问题。放纵情欲、沉迷于色欲，是对身体健康的极大损害。在古代有婚育过早的问题，现代人虽然不会过早婚育，但因为受性解放观念的影响，青少年的性行为开始的年龄过早这个问题却越来越严重了，甚至过早出现怀孕堕胎的现象，青少年过早沉迷自慰的现象也非常普遍，这都严重损害年轻人的身体健康。我在临床上经常遇到此类从青少年时期就纵欲伤精的年轻患者，其身心健康状况十分糟糕，治疗起来也比较棘手。现代社会的信息泛滥对这类现象也有推波助澜的作用。因此，我们要维护自己的身体健康，必须在青少年时期杜绝过早性行为，避免沉迷自慰的不良习惯。如果说在胎儿阶段和婴幼儿阶段需要依靠父母的帮助来维护健康，从青少年阶段开始，就需要靠自己养性来维护健康了，即我们从青少年时期开始要对自己的健康负起责任。

当人们终于成长为成年人时，就要防范堕入本讲开头提到的酒色之欲的陷阱。

重重相生，病病相孕。国无良医，医无审术，奸佐其间，过谬常有，会有一疾，莫能自免。当今少百岁之人者，岂非所习不纯正也。

一个人从小到大全生命周期中面临的健康考验，贯穿了人在胎儿阶段、婴幼儿阶段、青少年阶段以及成年阶段的不同环节，环环相扣，“重重相生”，不但贯穿一生，还联结亲子两代。在这些环节中，有来自父母的健康传递，有依靠自己的健康闯关，都需要我们谨慎对待，妥善养性。一旦在哪个环节出现问题，就会出现疾病的连锁反应，进入恶性循环，即“病病相孕”。这时候如果再遇不到好的医生，或者再加上一些损友的误导，不能采取正确的应对措施，就会导致发生不可避免的疾病。现代人能够延年益寿的人不多，恐怕就是由他们在各个阶段中未曾养性，其生活方式不正确所致。

第六讲

养性要在生活中做减法

养性是整体观的养生，在提升心性的同时，还要百行周备，在生活中方方面面落实养性的原则，其关键是要在生活中做减法，避免各种损害健康的身心行为。

养性首先在色欲上做减法

1. 养性贵在节欲

抱朴子曰：或问所谓伤之者，岂色欲之间乎？答曰：亦何独斯哉。然长生之要，其在房中。上士知之，可以延年除病，其次不以自伐。若年当少壮，而知还阴丹以补脑，采七益于长俗者，不服药物，不失一二百岁也，但不得仙耳。不得其术者，古人方之于凌杯以盛汤，羽苞之蓄火。

《抱朴子》是晋代的医学家、养生家兼道士葛洪的著作，这部书主要记载一些道家神仙之学和养生学的知识。葛洪在医学和养生学方面都有杰出成就，众所周知的青蒿素提炼方法就是从葛洪所著的医书《肘后备急方》中得到的。这段就是孙思邈引用《抱朴子》的话来阐述养性要做减法的思想。

《抱朴子》说，有人问损害身体健康的事情主要就是男女色欲吗？葛洪给出的答案是，何止是这个啊，并不是只有色欲过度能损害身体健康，还有很多其他事情都可以损害身体健康。尽管如此，这个提问仍从侧面反映出色欲是对身体健康影响最大的一方面。

葛洪接着说，“长生之要，其在房中”，要想延年益寿，妥善对待房事是非常重要的。高明的养生之士懂得房事的道理，就可以预防疾病、延年益寿。养生次一等的人起码也可以避免因此损害身体健康。如果自年轻时就懂得正确的房事知识，即使不服用药物也可以长寿。如果不懂得房事的道理，以纵欲的方式行房就会损害健康，古人将此比喻为用冰做的杯子盛热水，用羽毛做的包裹盛火焰，一定会毁坏的。

孙思邈在另一部著作《千金翼方》中，进一步强调了房事的关键在节欲。古代有个著名的养生家叫彭祖，传说寿命有几百岁。《千金翼方》引用彭祖的话说：“上士别床，中士异被，服药百裹，不如独卧。”善于养性的高人是夫妻分床而睡，这样就可以在生育目的之外尽量减少房事。中等的养性之士是夫妻同床而异被，各自盖自己的被子，也会相对减少房事。吃再多的药来养生，都不如减少房事更有利于健康。彭祖这句话就是强调节欲的重要性，告诫人们在色欲上做减法。

2. 不可涸泽而渔

节欲的观念对于现代人来说尤其重要。虽然中医学一直强调节欲保精，但现代医学在这方面是不够重视的，甚至还有一些不当的观念客观上起到了鼓励纵欲的结果。比如，有的医学观点认为精液的主要成分不过是水和微量蛋白质，损耗一些没什么问题，这就是不太正确的观念，实际上房事过度对身体消耗很大。

此外，人们对性功能障碍的观念和疗法也存在很多不当之处。比如，很多人到中年，工作繁忙，生活压力大，每天疲惫不堪，或者已经房事过频，这时候性功能下降本就属于身体的一种自我保护方式，是身体要休养生息。这就跟劳动累了自然四肢没劲儿，想坐那儿休息是一个道理。正确的观念是顺其自然，感到劳累就创造条件让身体休息和自我疗愈，等气血充盈后，自然就又恢复了原来的功能。可是经常看到人们为了贪图欲望，为了主观意志里的错误想法，对欲望只想做加法，不想做减法，不仅不节欲，还刻意刺激欲望，不顾及身体的感受，通过吃一些短期内刺激欲望的药物，强行振奋身体功能，这属于涸泽而渔、杀鸡取卵，对身体健康的损害非常大。就好像在古时候长工劳动累了，地主却不让休息，反而接着用鞭子抽打，强行让长工干活儿一样。在鞭挞之下，眼下的活儿是干了，可代价是惨重的。如今我们很多人对待自己的身体，比古时的地主虐待长工还要严厉苛刻，只想榨干身体内的气血，而不想让身体休养生息。现代社会这类药物的普及使得这种现象愈演愈烈。即使那些来找医生治疗的人，也都希望快速见效，一般也是使用一些治标不治本的方法。这些速效药就像兴奋剂，让人为了一时的兴奋而快速消耗自己的生命。从中医学来说，正确的治疗应该立足身体的整体效益和长期健康，治病求本，帮助身体积精累气，蓄积气血，滋阴涵阳，等整体气血旺盛了，身体自然会恢复正常功能，但这种治法不会太速效。

前面我们讲到阴气的概念，知道身体的物质能量有储存和消耗这两种状态，这里我们再复习一下。身体的气血就像个煤气罐，有个储存量，用一点少一点，用完了就活不了了。虽然每日也有补充，但补充不是无限的。人体的功能越旺盛，欲望越亢奋，就像煤气罐的阀门开得越大，气血用得就越快，衰老得也就越快；阀门开得小用得慢，活得就长。有了这个概念以后，我们做任何事情，不管是工作，还是房事，都应该在力所能及的范围内，适当地节制，量力而行，多做减法，不做加法。

养性要在各方面做减法

前面葛洪说了，损害健康的事情不止纵欲过度这一个问题，生活中方方面面都存在损害健康的危险因素，总的来说都属于妄作劳、乱折腾。因此，养性的人还需要在生活各方面都做减法。

1. 劳心思虑会损害健康

又且才所不逮而强思之伤也。

这是过于劳心思虑那些超过自己能力范围的事情。有的人心气特别高，老是琢磨一些自己力所不及的事情，这种上进心虽有积极的一面，但如果经常如此就会过度劳心劳神，对身体健康有损。比如，有的学生因为对学习成绩要求太高，学习太过劳心，导致焦虑、抑郁，甚至精神失常。有的人因为工作压力太大，思虑太过，导致失眠、食欲不振、脱发。现代人普遍头发变白的年龄提前，就是因为生活压力大，劳心太过。很多脑力工作者因为用脑过度，导致脾胃功能下降。中医说“思伤脾”，意思是过度思虑会损伤脾胃功能。《内经》还说“思则气结”，讲思虑过度会导致气血郁结不畅。因此，我们对于超过自己能力范围的过度思虑，要做减法，知道放过自己。

在这里说一下孩子教育问题，因为很多孩子存在“才所不逮而强思之伤”。家长一定要了解孩子的天赋特质，孩子擅长做什么、不擅长做什么。孩子不是标准件，每个孩子都有自己的特点，只有了解孩子才能做到因材施教。如果家长不了解孩子，只是单纯随波逐流地去鸡娃，逼着他要考高分，上各种培训班，就太盲目了。对于那些不适合、不擅长这些学习内容的孩子来说，就成了逼孩子“才所不逮而强思”，导致孩子的精神负担和身体负担很重。有一些孩子频频生病，甚至出现焦虑、抑郁，其实往往就是因为孩子学习超负荷了。擅长学习的孩子取得好成绩并不费力，不擅长学习的孩子没必要一定要求他成绩好。人的天赋是多种多样的，人的发展前途也是多种多样的，教育不是走独木桥，不是都得成绩多好，不能要求所有孩子都定同一个目标、全部都考多少分，这是不合适的。成绩不好的孩子也有他自己的天赋，也有他的发展方向，他的前途并不一定比成绩好的孩子差。所以我们必须了解孩子的天赋、喜好，引导孩子做恰当的事，别因为逼孩子做才所不逮的事情而损害孩子的身心健康。

2. 运动不当会损害健康

力所不胜而强举之伤也。

这是指做超过自己体力范围的事情。有些人运动过量，本身体质没那么强壮，非要去暴走、跑马拉松，或去健身房进行高强度锻炼，结果不是损伤了膝关节，就是累坏了心脏，或者软组织劳损，反而落了一身毛病。有的人加班太多，工作强度过大，每天把自己累得疲惫不堪。有的人白天工作已经很累了，晚上还要去夜跑，造成气血损耗过度，免疫力严重下降。这都属于“力所不胜而强举”，让自己的身体超负荷运动或工作，对于身体的超负荷劳动或运动，也要做减法。

在运动锻炼方面，现代人存在很多误区，最突出的就是过于迷信运动有益健康这个说法，常常出现运动过度。其实适当运动确实有益健康，但过度运动却损害健康，甚至还存在运动成瘾。运动成瘾也是一种疾病，在国际医学界已经颇受关注。运动带来的短期内的欣快感会让人对运动上瘾，慢慢就跟毒品一样让人越来越离不开，无法戒断运动行为，在这个过程中已经对身体各方面产生了健康损害。国内对运动成瘾问题的关注还不够，这是因为我们刚刚进入现代生活方式，这个问题还没有那么凸显，但过度运动导致的健康损伤已经非常常见。

从中医养生学的角度看，运动的目的是把气血活动开，达到气血通畅、筋骨柔和，实现有益健康的结果。而超过这个范围的过度运动，是单纯在对外做功而已，就是在干活儿，或者向外界展示自己身体的极限，这都不是身体所需要的，对身体没有什么好处。中医不认为运动强度越大对身体越好，也不认为肌肉越发达身体越好，这些只是对干活儿有益，别人看着好看，对健康没有什么帮助。

在这里有一个重要观念必须阐明，气血在内脏和四肢肌肉之间是竞争性分配的。中医最基本的阴阳思维就是把人体分为内外两部分，内部就是内脏器官，外部就是四肢肌肉。人体的气血总量是一定的，这些气血在内外两部分之间的分配，存在一个此消彼长的竞争性关系。如果过多地锻炼四肢肌肉，就会把更多气血分配给四肢，肌肉会越来越发达有力，而分配给内脏的气血比例自然就少了，内脏的生理功能就会相应下降，反之亦然。对于身体健康和延年益寿来说，内脏的功能才是更重要的。对于干体力活儿的人来说，四肢肌肉更重要。所以这个分配比例向哪里侧重，就看你是为了什么。你想靠体力活儿挣钱，那气血分配当然必须向四肢肌肉倾斜。你想保持身体健康、延年益寿，那就得向内脏倾斜。

假如一个人已经很劳累，也就是气血总量不太足，又通过高强度运动把大量气血调动到四肢肌肉，这样肌肉是发达了，内脏却亏空了，最直接的表现是免疫功能下降。就像敌军打到边境了，然而主帅还把军费挪用过来去修建花园一样，花园修得很漂亮，军队却因为缺少军费而没有办法保卫边疆。那些肌肉发达的壮汉看起来很强壮，可是免疫力和健康水平并不太好，内脏功能往往不佳，反而很容易得大病。挪用军费来装修花园，就造成金玉其外，败絮其中。所以一个人忙碌一天，夜晚又去夜跑，或去健身房折腾到半夜，还以为这是锻炼身体，实际上是又做一份苦工而已，做苦工过度就会损耗气血，到头来只会损害身体健康。假设同样是忙碌一天的两个人，一个在夜晚好好休息，一个在夜晚又去工地搬运水泥至深夜，剩余一点时间才能稍微休息会儿，第二天两个人都与某种病毒亲密接触的话，谁的抵抗力更强？答案很明显，让身体休息好免疫力才好。可是把工地换成健身房，很多人就糊涂了，以为叫“健身”这俩字就肯定健康，殊不知是在出苦力损耗气血，损坏健康。经常有人说：“你已经病了，这么难受，这么严重，还不赶紧去锻炼啊。”孰不知，生病之后需要的是休息、养护，而不是锻炼。如果换个说法：“你都生病了，还不赶紧加个班再卸一车水泥”，我们就知道其荒谬了。其实应该在没病时适当锻炼，而不是在生病后再给身体上强度。

所以我们应明白，以健康为目的的运动和以竞技为目的的运动，根本是两码事，目的不同，理念不同，效果不同。我们在进行运动时，一定要搞清楚我们追求的是哪种运动目的。竞技运动的目的是成绩超过别人，跑得更快、举得更重，这都是对外实现的一种成绩，是用来征服别人挑战极限的。而以健康为目的的运动是为了稳固自己的身体健康。

健康养生的运动理念应该是“不欲甚劳，不欲甚逸，不欲奔走车马”，“行不疾步”。这是葛洪在后文提到的。意思是说不能太劳累，也不要太安逸。不要天天干活或锻炼过度，也不要天天躺着不动、坐着不动。不能像车马一样每天奔跑那么快、那么远，我们本来就不是车马，身体的设计工况就不是奔跑。走路要慢慢走，不要跑太快，也不要暴走，那样会损伤筋骨。所以健康的运动是让人适当活动筋骨，流畅气血，不走太劳累和太安逸这两个极端。

传统的运动方式，主要是一些舒缓柔和的动作，如散步、太极拳、八段锦等。这种活动能够流畅气血，但身体不会过于劳累。运动是否达到流畅气血的标准，主要是看有没有出汗，运动到出汗就可以停了。出汗说明气血已经活动开了，就达到了锻炼的目的。出汗以后再锻炼就是在对外做功，消耗气血。

现代城市中的办公族以及学生，又普遍存在运动太少的问题，这对身体健康也不利。特别是孩子们远离大自然，缺乏体力劳动，运动又太少，学习负担太重，不是坐在家里就是坐在教室，时间长了身体和精神都成了萎靡不振的状态。这类人一定要增加运动，周末多去郊外亲近大自然。

3. 情绪过度会损害健康

深忧重恚伤也，悲哀憔悴伤也，喜乐过度伤也。

这里是指一些比较过度的情绪波动会给身体健康带来损害，包括忧愁太重、生气易怒、悲哀太过、心力交瘁、喜乐过度等。这几种作为举例，代表所有的情绪过度，我们要对过度的情绪波动做减法。

经常充满忧愁情绪的人，整个身体的气血都是凝滞不畅的。心中有千千结，气血就有千千结，所以结果不但心情不好，身体健康也会很糟糕，生活幸福感完全没有，这是非常痛苦的。其实这种情况往往不是他真有什么麻烦事需要发愁，更多的是心态问题，心理悲观，凡事都往坏处想。所谓“无故寻愁觅恨，有时似傻如狂”，“闲愁万种，无语怨东风”。而真正在生活中遇到困难的人，反而一般更加专注于想办法克服困难，解决问题，因为单纯发愁是无济于事的，积极行动、保持乐观才能突破困境。为了避免这种忧愁情绪，我们需要修心养性，扩展胸襟，培养一种豁达、开朗、积极、乐观的心态，对于很多事情能看得破、放得下，并且提高行动力，才不会被忧愁吞噬。

还有一种人特别容易生气发怒，每天说话都是怒气冲冲，对于任何事情的反应都是一腔怒火。《黄帝内经》讲“暴怒伤阴”，这种怒气会损伤阴血，造成气血冲逆，使脑血管压力增大，很危险。喜欢发怒的人，其人际关系也不会很好，生活各方面都会充满障碍。要改变易怒的问题并不是靠强压怒火，强压怒火容易憋出病来，而是要靠修心养性，化解情绪，培养自己换位思考的能力，多站到对方角度看问题，理解和体谅别人，自然就不容易发怒了。

悲哀过度的情况临床上也常能见到，有的人因为亲人去世之后悲伤过度，几年时间还走不出来，一直失眠、乏力、闷闷不乐、心灰意冷，不但精神状态不佳，体内的气血也变得消沉虚馁。中医讲“悲则气消”，悲哀过度让人气血消散，身心各方面越来越虚弱，越来越憔悴。还有一些患者的情况是无缘无故就产生悲哀情绪，没事就想落泪，每日心神不宁，恍恍惚惚，自怨自艾，身心交瘁，这也属于一种精神疾病。我们要培养壮大自己的心力，多接触一些开心的事情来提振精神，也可以通过服用药物来补益心神。

喜乐过度的情况相对少一些，但也有，就像范进中举那样，过于喜乐会让人心神涣散、精神狂乱，轻一点的也可能因为过于兴奋而失眠、烦躁。

一个人养生做得好不好，我们跟他一聊天、一看情绪状态就知道了。那种满面愁容的、言语急躁的、充满戾气的、郁怒乖张的、悲伤憔悴的、心神不定的，都不可能是养生很好的，他的身体健康一定存在很大危机。一看这个人很舒展、很安详，自带三分静气，身心情绪都比较柔软温和，肯定是养生做得好，身体也容易健康。

《黄帝内经》讲人的气血时提到了“静则神藏，躁则消亡”。如果一个人比较静，不但他的精神情志安静，他的气血运行也稳定，那么他的精气神就能够闭藏充满。如果一个人比较急躁，精神状态躁动不安，体内的气血也混乱不定，那么他的脏腑精气就很容易耗散消亡。这个静和躁就是指人的精神情志对体内气血的影响，所以养生者必须养性，调整好自己的情志状态。

当然不是说不能有情绪，喜怒哀乐的情绪是每个人都需要的、不可避免的，关键在于调和一个度，不能走极端。要学会自己调节情绪，疏解情绪，有针对性地自我纠偏。容易悲哀的人就多去听听相声、看看小品，乐一乐。容易忧愁的人就多去外面散散心、跟人聊聊天，多想开心事儿，别思虑还没发生的事儿。整天太开心、太兴奋的人就要多想想居安思危，使自己严肃稳重一些。这些就是通过调和情绪来纠偏对治，尽量使自己的情绪达到一个中和恰当的状态，即古人讲的致中和而道中庸。

4. 欲求与忧患对健康的损害

汲汲所欲伤也，戚戚所患伤也。

“汲汲所欲伤”，指自己追求某种目标的欲望太强，野心太大，好胜心太强，殚精竭虑想做到或者得到某种结果，不但为此耗费太多心神，而且产生无形之中的神经紧张，进而导致气血失调，健康受损。这种状态的人一般是比较执着、顽固，名利心强。对治方法一方面是在名利心和欲望上做减法，知足常乐；另一方面就是咱们前面提到的道家无为而治的思想，去寻找、体悟那种虽然在为目标努力奋斗，但又不执着、不刻意的心态，这样才能避免为之所伤。

“戚戚所患伤”，指的是患得患失的一种状态。患得患失的人特别多，时常为一些鸡毛蒜皮的事担心，担心自己吃亏，担心自己受骗，经常为这些事情思虑重重，优柔寡断，踟蹰纠结，做什么事情都是前怕狼后怕虎。患得患失是一种非常糟糕的负面心态，会极大地破坏一个人的精神面貌，损伤身心健康。前面讲过，有些人是性至善，宅心仁厚，最大的特点就是不计较，不患得患失，认为吃亏是福。为了更好的身心健康以及更好的人生体验，一定要克服患得患失的心态，去培养一种豪放豁达的精神。些许得失，沾光吃亏，都无所谓，不斤斤计较。这样不但身体健康会好，整个人的精神气质都会提升，运气也会变好。《论语》说的“君子坦荡荡，小人长戚戚”，这个“长戚戚”就是这里的“戚戚所患”，主要是过于看重个人的利益得失，而忽视了心性豁达才是在人生中能有更大收获的品质。

5. 话痨容易生病

久谈言笑伤也。

“久谈言笑伤”，指说话太多。中医认为久言伤气，说话太多就会损伤肺气，人也会感觉非常疲乏。这个我是有体验的，有时候连续讲课 2 个小时以上，不但嗓子哑了，而且会感觉脱力一样浑身瘫软，需要经过很长时间的休息才能恢复。那些以说话为主的职业，比如教师、导游、销售等可能都有类似感受。有的人跟朋友聊天太多，每天聚会不断，谈笑风生，也会伤气。所以中医养生强调少语，在不必要的时候尽量少说话，可以蓄积精气神。

6. 熬夜伤不起

寝息失时伤也。

“寝息失时”，就是作息不规律，不按时睡觉。这个在现代社会非常突出，就是普遍的熬夜，睡觉太晚。熬夜给身体带来的损伤是极大的，不但能引起各种疾病，也会导致早衰和短寿。特别是现在城市的小孩子年纪轻轻就睡觉特别晚，身体还没有完全发育好就开始熬夜了，这对孩子一生的健康影响很大，作为家长一定要注意督促孩子早睡。我家孩子从小到大，我对他各方面都比较宽容，唯有对按时睡觉要求严格，每天晚上监督其熄灯睡觉是例行规矩。

7. 避免劳损

挽弓引弩伤也，跳足喘乏伤也，欢呼哭泣伤也。

“挽弓引弩伤”，即拉弓射箭引起的损伤，这指的是运动损伤和职业劳损。现在运动导致的损伤很多，比如踢球引起的伤筋骨折，跑步引起的膝关节磨损，滑冰滑雪带来的跌打损伤等，这些都是比较显著的，都能看得到。还有一些属于隐性的，很多人不知道。比如，很多孩子在室内练习滑冰、冰球、游泳之类，在寒冷的环境中不断出汗，不断受寒，一会儿热一会儿冷，时间一长就很容易出现鼻炎、过敏反应、上呼吸道感染、关节痛等，孩子生病频率就比较高。职业导致的劳损也很多，如长期固定一个姿势劳动带来的软组织劳损非常普遍。

说到运动，再补充一下，户外运动和室内运动是两个概念，小孩子要多运动主要是指户外运动。户外运动不只是身体的运动，它还有阳光、空气、植物和开阔的视野，在身体运动的过程中整个身心都觉得很放松，很愉悦，自己掌握节奏，自己的体验其实是玩儿。人在户外运动过程中的状态是形与神俱，身体的运动和心理的放松是和谐配套的，而且也不容易产生运动损伤。诸如郊游、爬山、散步、逛公园、游览景点等都是如此。而室内运动的空间封闭，节奏紧张，没有身心放松的状态，就像是在上课、完成任务一样。对孩子来说，这两种运动方式的差别很大，我们要尽量多带孩子去户外运动。很多家长一说要让孩子多运动，就给孩子报各种运动的培训班，学习各种运动课程，当然这些班也是有用处的，但是不能代替户外运动。“跳足喘乏伤也”，指运动过度或者劳累过度，跑跳喘促，引起心肺损伤。“欢呼哭泣伤也”，指大呼大叫，大哭大闹，也会损伤心肺功能。

8. 醉酒饱食的损伤

沉醉呕吐伤也，饮食即卧伤也。

“沉醉呕吐伤”，就是酗酒造成呕吐，损害健康。这个情况在某些行业、某些地区、某些群体里面非常普遍。他们应酬太多，三天两头有饭局，吃饭必喝酒，喝酒必喝醉，喝多了就吐，第二天接着喝。有的人是身不由己，在这个工作环境不得不如此。也有的人是好这一口，有事没事自己得把自己灌醉。经常酗酒对人身体健康的损害非常大。当然自己在家里小酌怡情问题不大，就怕在酒场上拼酒、酗酒，那就是用自己的肉身当“炮灰”了。

“饱食即卧伤”，是指吃饱了饭就马上睡觉。前面讲过人体的功能有生物节律，在睡觉的时候消化吸收的功能就会受到抑制。如果吃饱饭就马上睡觉，不但食物消化不充分，代谢出现障碍，损伤肠胃功能，而且睡眠也睡不踏实，就会引起很多疾病。因此我们要按时吃晚饭，在睡觉前一段时间就不要再吃饭了。有一些人喜欢吃夜宵，也有的人是夜生活丰富，晚上吃吃喝喝，就会出现饱食即卧的问题，这对健康是不利的。因此，我们在饮酒饮食方面要做减法，避免过度。

9. 完全禁欲不可取

阴阳不交伤也。

这是说完全禁欲没有夫妻生活，不但体内气血不畅，会逐渐产生瘀滞，引起内分泌失调，人的情志也会焦躁烦乱，进一步出现精神压抑，时间长了也会导致各种疾病。因此，要找到一个恰当的度，适合自己的度，不走纵欲和禁欲这两个极端。这个度就是顺其自然，顺着身体的需要、顺着身体的能力，不能因为放纵欲望和主观意志而勉强身体。

10. 日积月累终成病，量变质变早回头

积伤至尽，尽则早亡，尽则非道也。

这些各种方面的损伤，也不是做了这些事马上就能生病，而是在不知不觉之间产生小的损伤，日积月累之后就变成显著的损伤。比如，今天饱食即卧，第二天可能也没感觉有什么不适，但是如果在几年时间里频繁饱食即卧，几年后就会开始出现症状和不适了。消化功能或代谢功能的紊乱，往往是在几年的饮食不当积累之后才凸显出来，到那时候就得开始千辛万苦的治病历程，再回到此前的健康状态就不容易了。

这些损害健康的行为积累多了，就会耗尽人的健康，导致生病和夭亡，这是违背养生之道的结果。养生就是要在生病之前，身体于无声无息中累积微小损伤的阶段就及时干预，把疾病的苗头消灭在萌芽状态，不让各种损伤持续积累，避免量变成为质变。

“积伤至尽，尽则早亡”，强调生病的根源是长期积累，聚沙成塔，量变引起质变，这是一个很容易被人忽视的问题，既涉及疾病发生的关键，也是养生是否有成效的关键，可以总结为：

疾病的发生，关键在日积月累；

体质的变化，关键在潜移默化；

养生的成效，关键在持之以恒。

当然上面这些损伤也还是举例，其他没提到的损伤还多的是，我们要从这些举例中领会养生的精神，在生活中的方方面面去检讨，发现那些损害健康的行为，在这些方面给自己多做减法，就可以举一反三，触类旁通，灵活掌握。

养性之人有所不为

除了做减法，还有一些事情干脆不能做。下面葛洪进一步用否定的语气，直截了当告诉我们在生活中要有所不为，才能避免健康受损。

1. 唾液很宝贵，不要随意吐掉

是以养性之士，唾不至远。

“养性之士”，这里把养生称为养性，还是强调养性的重要性。

“唾不至远”，不要向远处用力吐唾液，这个“至远”主要强调用力吐。吐唾液这个问题在古代养生书籍里经常提到，相当于现在说“不要随地吐痰”。现在不让随地吐痰主要为了避免唾液传播传染病以及污染环境，但古代养生学不让用力吐唾液不是为了这个，而是因为唾液是身体的精华物质，随意吐唾液就会损耗气血。古人特别重视唾液，不但不能随意吐掉，还特别强调一定要把自己口中的唾液吞咽下去，这个叫吞津，将唾液吞咽下去对身体很有补益作用。更不能用力吐唾液，那个用力的动作会更加损耗肾气。

在养性论的后文，孙思邈还引用魏武帝与皇甫隆令的对话，提到有个名为蒯京的道人已经年过一百七十八岁，身体还很强壮，这个道人的养生之道就是每天早晨叩牙齿和吞唾液。如果平常唾液不够多，可以尝试闭上嘴巴用舌头在嘴里面搅，搅完之后唾液就多了，然后就吞下去。或者用舌尖向上抵住上腭，这种动作有助于唾液分泌，分泌出来再把它咽下去，这就是玉液琼浆。

有些人不是故意吐唾液，而是得病了，频频吐痰涎，吐得多了也一样损耗气血，因为这些痰涎也是由身体的津液变化来的。流鼻涕多了，像过敏性鼻炎患者，天天流鼻涕，也是消耗津液，跟吐唾液一样损伤气血。有的人悲伤过度，整天流眼泪，也是消耗津液，损伤气血。身体的所有这些津液都是精华物质，包括眼泪、鼻涕、唾液等，都不能糟蹋。

虽说眼泪不能糟蹋，但偶尔大哭一场对身体是有好处的，可以使淤积的情绪释放出来。有些人看电脑、看手机太多，眼睛很干涩很疲劳，眼睛上火，是因为眼睛里毛细血管瘀滞不畅。假如哭一下，泪液出来的时候会感觉眼睛里热辣辣的疼，就是流泪的过程在疏通眼底血脉，把里面的淤积排出来了，这是有好处的。但如果天天这么流泪那就不行了，泪液损耗太多也伤害健康。

2. 行住坐卧和五官不可过用

行不疾步，耳不极听，目不极视，坐不久处，立不至疲，卧不至懭。

“行不疾步”，走路不要走太快。行就是慢慢走，散步一样，对身体有好处。而不要快跑，或者快走、暴走，这样容易损伤筋骨。

“耳不极听，目不极视”，听声音、看东西都不要太过。比如听音乐虽然有好处，但是听的时间太长，一天 24 小时都在听着，或者听的声音太大，就过度了，都会损伤听力和耗散气血。现在很多人戴耳机时间太长，也属于过度。眼睛看东西过度最典型的就是看电子屏幕了，现代人每天看电脑或手机屏幕时间太长，而这些屏幕本身亮度比较大，对眼睛刺激强，不但损伤视力，而且耗散气血，造成体质下降。现代大城市无处不在的声污染和光污染，都是让我们被动地极听、极视，过度消耗精气。所以每当我们在郊外乡村小院住几天，那种静谧和天然的环境，会让我们感觉身体像充了电一样，精力充沛，就是因为郊外的环境减少了这种声光污染对精气的损耗。

“坐不久处，立不至疲，卧不至懞”，这是讲不要久坐、久站、久卧。久坐不动现在也非常普遍，一坐好几个小时，气血会越来越滞涩不畅。因此，久坐的办公一族一定要注意，每隔一段时间就要起来活动四肢。站立也不要太久、太累，否则也会损伤下肢血脉和筋骨。经常躺在那儿躺太久，就会躺得身体都发僵，气血瘀滞，有一些因病卧床躺太久的人还会生出褥疮或血栓。

养生的总体原则就是让我们在生活中各方面保持一个相对中和的度，不走极端，安逸或者劳累，任何方面都不能过分。这是贯穿所有问题的最重要的一个观念。

3. 调适寒热要有前瞻性

先寒而衣，先热而解。

这是讲生活中寒热的调适，要有一定的前瞻性。有丰富生活经验的人会有这个感受，在降温的时候，比如入秋，或者初春刚停暖气，一开始还没有感觉到冷，当感觉到有一点冷时，就已经感冒了。所以不要等到已经感到寒冷了才加衣服，要有预见性，发现有寒冷的苗头时就提前加衣服。这种事情我体会非常深，有很多次我发现孩子有受寒的苗头，就提醒他加衣服，说他快要感冒了，他说不觉得冷，没有采取措施，结果又过一两天就感冒了，这时候他才感觉到冷，鼻涕喷嚏都来了。反过来受热也是如此，在升温时也要有预见性，提前减衣服。特别是在夏天出门，要预见到中暑的苗头，提前减衣服，或者备好饮用水，或者采取其他措施。

4. 饮食不可过度

不欲极饥而食，食不可过饱。不欲极渴而饮，饮不欲过多。饱食过多则结积聚，渴饮过多则成痰澼。

这是讲饮食的时机和节制。不要等到饿极了才吃饭，不要等到渴极了才喝水，而是稍微感觉到饿了就吃，稍微感觉到渴了就喝。吃饭也不要过饱，过饱就会消化不良，形成肠胃的积聚。喝水也不要过多，过多就会形成痰饮停滞。总的原则就是不能挑战身体的极限，不能走极端，在各方面都要给身体留有余地，还要保持一定规律和节制，否则会损害身体健康。在这方面一些年轻人容易犯错，上一顿不吃饭，下一顿胡吃海塞，这个对身体健康的损害极大。

当然对于吃饭、喝水的这个度，每个人是不一样的。体质不同，劳动方式不同，生活环境不同，每个人吃饭、喝水的标准也不一样。前面说的形与神俱，是要听取身体的声音，该喝多少水，该吃多少饭，身体自己知道这个度，我们要去感受它、关注它、尊重它的需要。形与神割裂是压制了身体的感受，只是为了满足我们的主观想象，觉得应该多喝点，觉得应该多吃点，实际上是强加给身体一些负担。

因此，这个吃饭和喝水的度，需要每个人根据自身情况来把握。如果统一规定每天必须喝多少水、必须吃多少饭，这就不合理了，就会造成一部分人太过，一部分人不及。不能规定每个人每天必须吃多少饭，这个很多人都能理解，因为饭量不一样。可是，如果规定每个人每天必须喝多少水，很多人就糊涂了，忘了每个人的水量也不一样。现在流行这样的观念，说每天必须喝多少杯水。仔细想想，这不是很荒谬吗？水量和饭量一样都是因人而异的。有的人迷信这样的说法，每天逼着自己一定要喝多少水。还有一些嗜好喝茶的人养成了习惯，每天坐那不停地喝茶，这也容易饮水过度。无论是吃饭过饱还是饮水过度，都会给身体的代谢带来很大负担，进而引发很多疾病。

吃太多不仅损伤肠胃，还带来代谢紊乱，在体内积滞痰饮湿浊，可以理解为聚积很多代谢废物，就会出现肥胖、血糖升高、脂肪肝、血脂升高等。喝水多了就会形成痰癖，可以理解为身体里有很多废水，潴留在各处形成疾病。中医对水液代谢不利引起的病症都特别重视，比如心脏病、肠胃病、前列腺疾病、肾脏病、妇科病、头晕、咳喘等，很多与水饮停滞有关。

因此，喝酒、喝茶、喝咖啡、喝水、吃饭都不能过度，不能太饿，也不能太饱。如果每天三顿饭都按点吃，到吃饭时间了还没有饥饿感，那就是身体有问题了。正常的人就应该在吃饭的时候感到饥饿，然后去吃。如果不觉得饿就去吃，上一顿还没消化完又接着吃，下一顿还是不觉得饿，说明肠胃已经麻木了，已经有问题了。如果早上吃了饭到中午没饿，就应该找找原因，是早饭吃太多了还是脾胃功能障碍。如果不是病就应该把早饭的量减少，吃个七分饱，每顿都有饥饿感才是健康的。有的人从来都没有过饥饿感，那他的身体好不了，代谢都乱了，肠胃已经麻木了。

这里顺便说一下断食减肥以及吃素的问题。

有的人为了减肥，或者为了健康，采用部分断食的方法，一天有一顿饭不吃或者一周有一天不吃饭之类，这个一定要慎重，因人而异地考虑。如果你感觉饿了，还忍着饿强逼自己不吃饭，这就是本条所说的“极饥而食”，这会损伤肠胃。如果不觉得饿，就可以顺其自然地适当减少饮食，总之不能蛮干。

很多女孩子为了减肥，刻意忍着饿不吃饭，或者不吃主食，一段时间以后身体就一团糟了。不仅会出现肠胃消化吸收功能紊乱，还会出现营养不良、内分泌失调，进而引起月经失调、闭经、面色憔悴、精神抑郁、萎靡不振等一系列气血不足的症状，后果很严重。这种情况我在临床中见得太多了。一定要搞清楚，我们要的是健康，健康的气色才美丽，不能为了减肥损害了健康，弄成面黄肌瘦、面色憔悴，反而更不漂亮了，那瘦身还有什么意义？

还有人为了健康或者其他原因选择吃素，这个到底对身体好还是不好呢？这个原则还是前面说的，听取身体的声音，因人而异。有的人以前大鱼大肉吃太多，身体比较壮硕，有肥胖、“三高”（高血压、高血糖、高血脂）等问题，那么他改成吃素就有好处。有的人本来就消瘦、气血不足、营养不良，那么他就需要适当增加点肉食，一味吃素可能会使身体更虚弱。有的人心地清净，无欲无求，生活清闲而放松，这样他的能量消耗少，吃素也没问题。有的人工作繁忙，劳心劳神，压力重重，他的能量消耗极大，这时候他吃素就真的顶不住。不同年龄段的人、不同职业环境的人、不同性格的人、不同体质的人等，对饮食结构的需要都会有所不同，关键是根据自己身体的实际需要来决定。

5. 劳逸不可过度

不欲甚劳，不欲甚逸，不欲流汗，不欲多睡。

“不欲甚劳，不欲甚逸”，既不要太劳累，也不要太安逸。太劳累就会使气血损耗太大，太安逸就会使气血消沉。我们要适当活动身体，目的是让气血流通开，而不是做苦力把身体累坏。现在人们在这方面就容易走极端，要么一天十几个小时久坐不动，要么一去锻炼就开启苦力模式，去暴走、跑马拉松、健身，两者都不可取。尤其是锻炼过劳的情况，很多人是过劳而不自觉。特别是那些猝死的人，有不少是锻炼过度，自己还觉得自己精力充沛、身体特别健康。上班已经很累了，下班还不休息而去猛跑，感觉越跑越精神。这实际上是运动上瘾和身体的感知力麻痹。感知力麻痹就是身体对于劳累没有了自察和自救能力，累了不知道累，这是很危险的。

“不欲流汗”，是不要过度流汗。就像咱们前面讲的，唾液、眼泪、鼻涕都是津液，汗液也一样，都是由人体的津液变化而成的，汗液流失太多也会造成津液损耗。中医认为汗血同源，是讲汗液和血液都是同源的津液，所以出汗多了也伤血。按照四时阴阳规律，在夏天可以顺应宣发之气多出点汗，把气血宣泄一下，其他季节都要少出汗，夜间也不能出汗，才能不至于过度消耗气血。所以平时的运动要有个度，最好是运动到微微出汗就停止，微微出汗已经达到气血宣畅的效果了，不要再过度出汗，否则就是纯消耗了。有一些人因为工作在较高温的环境，出汗特别多，比如在饭店厨房、温度较高的工厂车间、夏天户外工作等，从事这些工作的人往往气血津液损耗严重，一定要注意防护，尽量减少出汗，并积极补充津液。

“不欲多睡”，是不要睡的时间太久。比如有的人一天睡十几个小时，还老是犯困。睡太久就会导致气血消沉，慢慢没有了生机，整个人的精气神也会萎靡不振。现代社会中人们睡得太久的情况很少，大家都越来越忙，大多是熬夜缺觉的。

关于睡眠时间，一般人睡 8 个小时左右是正常的，但是对时间段有要求，就是每天睡觉时间一定要在夜晚，其中核心的时间段要包括夜晚 11 点到凌晨 5 点这段时间。因为这段时间是一日之内阴极生阳的时间，也是气血从闭藏到升发的转换阶段，这个时间段一定要睡觉，才能让身体顺利完成这个转换。如果这个时间段不睡觉，气血被调出来去干别的活儿了，那就没办法完成闭藏和升发之间的转换，第二天的身体功能就是紊乱的，长期如此的话就会出现严重疾病。有的人说我也睡够了 8 小时，只不过是从早上 6 点开始睡觉，睡到下午 2 点，总时间长度够了。这是不行的，虽然时间长度够了，但是时间段不对。人体是有生物节律的，得在那个节律中特定的时间段睡觉才行。这个道理相当于秋天收获庄稼，你说我秋天不去收，到了冬天我去收行不行，我照样干好几个月活儿。那肯定不行，时令不等你。人体的生物节律是跟太阳、地球的运转有关系，在昼夜不同时间体内的内分泌和神经系统的工况是不一样的，必须按照节律时令去作息，才能有利健康，而不能随便换时间段。

6. 不可用眼过度

不欲奔走车马，不欲极目远望。

这是说别跑太快、太多，也不能用眼过度。前面讲目不极视，主要侧重眼睛视物不可太久，这里侧重视物远近，强调不可长时间看太远的景物。因为眼睛的晶状体随着视物远近在不断调整焦距，如果视物远近变化多端，晶状体的焦距调整就比较均衡，不容易劳损。如果长时间看远距离的东西，眼睛朝一个方向调整焦距，时间久了就会形成损伤，就跟老用一个姿势工作容易劳损一样。如果老看近距离的东西，也一样会形成劳损，这就是最普遍的近视。现在我们极目远望的情况少了，极目近视的情况太普遍了，因为每个人都长期在室内环境工作和生活，看的都是近距离的事物，特别是近距离的电子屏幕，给眼睛带来很大的损伤，以至于从小学生到成年人普遍都近视了。所以为了眼睛健康，我们应该经常变化视物远近的距离，看一会儿近处的，再看一会儿远处的，两种互相交替变换，才有助于保护眼睛。

7. 不可过度饮冷和伤风

不欲多啖生冷，不欲饮酒当风。

“不欲多啖生冷”，就是少吃生冷食物。由于生活条件的改善，现在贪食生冷的现象特别普遍。生的，比如不经加工烹饪直接生吃的瓜果；冷的，就是在冰箱冰镇过的冷饮、冰激凌、雪糕等。因为瓜果未经烹饪，生食的消化吸收难度比较大，肠胃需要更多的能量去消化它。天热时或者偶尔吃点瓜果生菜问题不大，但如果吃生冷瓜果太多、太频繁的话，脾胃负担就会很重，脾胃功能就会受损伤。吃冷饮过度对身体损伤更大，致病范围更广。冷饮入胃，首先伤害胃肠功能，接着损伤肺脏、心脏，进一步还会损伤其他脏器，甚至包括子宫、卵巢，引起妇科病。

这两年常有错误的科普，说喝的冷水又没有跑到子宫里，怎么会影响月经呢？这是完全没有医学常识的说法。人体内部是一个整体的、温暖的、恒温的环境。冷饮进入胃里，胃部突然降温，整个肠胃周围血管就都收缩，整个腹部的血液循环就不通畅了，盆腔里面血液循环也因此受到抑制。想一想崴了脚的人为什么要冰敷？就是血液一遇冷就减缓流动了，不让更多的血瘀肿到这儿。来月经的时候吃个冰激凌，不就是相当于给盆腔做了冰敷吗？假如用手摸一下冰块，结果不只是手冷，全身上下都得打个激灵，全身都起鸡皮疙瘩，就是因为这种冷刺激会传导，引起远端的神经和血管收缩。

“不欲饮酒当风”，指喝了酒之后不要马上吹凉风。因为酒的性味辛散，一到胃里马上就能打开全身的毛细血管，使汗毛孔扩张，身上就会出汗。这时一吹凉风，毛孔哗的一下就被关上了。在这个过程中就会出现皮肤毛孔开合不利，有些津液停滞在毛孔无法回流，这就成了外感风寒湿邪的表证。首先出现的可能是皮肤麻木、肌肉疼痛，或者出现感冒症状，时间长了还可以发展为皮肤病，时间再长还可以转化为各种各样的其他病症，比如头痛、鼻炎、肺炎、关节炎、腹泻、妇科病等。

不仅仅是酒后，凡是在出大汗的时候遇到凉风，都会出现这样的损伤。比如说跑步运动后出了一身汗，不要马上吹冷风、吹空调，这很重要。没出汗时稍微吹吹风问题不大，因为此时毛孔是关闭状态，身体的自我防护是严密的。出汗的时候所有毛孔都打开了，相当于城门开放，敌人随时都可以进来，这时要善加防护，躲避风寒。出汗时先用干毛巾或者热毛巾擦一下汗，让毛孔关闭，休息一下，等汗都落了再洗澡吹风。

同理，出汗的时候也不要喝冷水。出汗时皮肤毛孔打开了，胃黏膜里面的毛细血管也一样扩张充血了，就好像机器在那里转得很热，这时候一瓶冷水浇上去，冷热一激，毛细血管急剧收缩，血液就淤滞了，进而产生疼痛。如果经常这样做，日积月累就可能形成慢性胃炎、胃痛、胃溃疡。

因为胃黏膜的毛细血管被破坏了，各种病都会出现。我们也常听报道有人打篮球后喝冷水猝死，就是因为剧烈活动之后，心脏、肺脏和胃都是热的，此时喝冷水，相当于给身体这台机器热车浇冷水，胃中的寒气传导给心肺，心肺的血管也受到寒气刺激而收缩。心血管剧烈收缩，就会出现急性心肌梗死，肺脏血管剧烈收缩就会引发哮喘。

8. 不要洗澡太频繁

不欲数数沐浴。

这句是说洗澡不要太频繁。身体皮肤表面有一层油脂或者津液的成分，能够滋养并保护皮肤和皮下组织，属于中医说的卫气。如果身体不分泌这些物质，那皮肤就会变得干燥，失去光泽和濡润，进而老化和损坏。这些成分滋养皮肤后残余的废物，在我们洗脸、洗澡时会被清洗下来，之后又分泌出来新的，这是正常的更新。但如果洗澡太频繁，皮肤上刚分泌出来这些营养物质还没来得及发挥作用就被洗掉了，然后再分泌一点又洗掉了，洗得太快，皮肤得不到滋养，就会慢慢变得干燥、粗糙、老化，逐渐失去光泽。这些滋养皮肤的成分是由体内气血变化而来的，因为过于频繁分泌和消耗，时间长了就会造成气血津液的过度损耗。特别是小孩，本身气血柔弱，皮肤娇嫩，洗澡太频繁后不仅皮肤损坏比较明显，气血消耗也会比较显著，慢慢就会出现体质下降。因此，孙思邈在《千金要方》儿科章节中就专门强调小孩不宜洗澡过频。

当然这是个大原则，什么频率合适没有绝对的标准，大人和小孩不同，不同体质、不同地域的人也不完全一样。有的人是油性皮肤，有的人是干性皮肤，要求就不一样。不同季节也不一样，夏天出汗多，皮肤表面的这层油脂更新比较快，夏天洗澡频繁一点没事，冬天分配到皮肤的营养本来就少，也不出汗，就应该减少洗澡频次。所以大原则就是冬天少洗，夏天可以适当勤洗一点；油性皮肤可以勤洗一点，干性皮肤少洗；大人可以勤洗一点，小孩不要洗澡太频繁。这方面很多人没有注意过，其实还是需要关注的。有一些人因为职业需要频繁洗手，比如饭店的洗碗工，他们的手部皮肤一般都会受到损伤，这是一些极端情况，可以让我们更容易理解这个道理。

洗澡频次还跟饮食和健康状况有关系。大鱼大肉吃的多的人，皮肤分泌物旺盛，体味重，不得不勤洗澡；饮食清淡的人，皮肤分泌物较少，体味轻，很多天不洗澡也没有异味，就可以减少洗澡次数。当然，如果洗澡次数太少，几个月不洗一次也不好，正常凋亡的皮肤细胞和代谢废物不清洗掉，就会滞塞毛孔，慢慢造成气血不畅，引发毛囊发炎等皮肤疾病。

前面是从皮肤营养来说，还有一个方面就是过度清洁本身带来的问题。人体其实不是一个无菌环境，皮肤上存在一些异物或者微生物，这是不可避免的，对身体保持良好的免疫功能来说也是有必要的。但有的人过于爱干净，每天频繁洗澡之外，还用各种消毒液频繁消毒、杀菌，试图把皮肤搞成一个无菌状态，这样反而对身体不利，可能会引发很多皮肤过敏性疾病。所以在清洁方面要有个度，不能不清洁，也不能过度清洁。

9. 不可用心太过

不欲广志远愿，不得规造异巧。

“不欲广志远愿”，就是不要志愿太大。“不得规造异巧”，就是不要花费太多心思去设计制造一些非常巧妙的东西。

这两个合起来的思想，是不要用心太过，不要劳神太过。用心太过、用脑过度、思虑太多，都会伤人。人不能不用心，不能没有志愿，但也不能过度思虑远大志愿或者劳心劳神，老是殚精竭虑研究高难度的问题。很多人没注意到，其实劳心比劳力更累人、更伤人。因为思维意识活动消耗的气血能量比肌肉活动消耗的能量等级更高、消耗更大。如果一个人干体力活劳力太累了，歇一天就可以歇过来；但如果劳心劳神太累了，短时间内就很难恢复。中医学认为“思伤脾”，过度思虑劳心就会损伤脾脏功能。所以那些脑力劳动者往往脾胃不好，身体柔弱。古人说“文武之道，一张一弛”，就是强调脑力劳动和体力劳动要互相结合，交替进行，才能避免损害健康。

10. 避免寒热风雾的损伤

冬不欲极温，夏不欲穷凉。

冬天要进行取暖，但不要过于温暖；夏天应该乘凉，但也不要过于寒凉。这个在四时阴阳章节讲过一些。冬天必须有寒冷的环境，人体气血才能得以闭藏；夏天必须有炎热的环境，人体气血才能得以宣散，人体气血的消长盈缩是与自然环境相适应的。如果冬天不冷，夏天不热，气血就会冬不闭藏、夏不宣散，失去正常的升降秩序，健康就会出大问题。四时更替，昼夜转换，人与天地相应而形成的生物节律是身体健康的基石。冬天取暖，夏天乘凉，是为了避免严寒酷暑太过而损伤人的气血，是一种保护措施，而不是为了抹杀冬天和夏天，把冬天搞得不冷，把夏天搞得不热。

现在很多人过颠倒了。夏天为了乘凉，结果夏天过得像冬天，天天坐在寒冷刺骨的空调冷气房中，也不去室外活动，一整个夏天也不出汗，也不见太阳。夏天本来应该养生长收藏的“长”气，使气血宣散，结果都被遏制住了、冰封住了。冬天为了取暖，结果冬天过得像夏天，天天在室温高达23℃以上温热的室内，大冬天穿个背心还出一身汗，晚上燥热得睡不着。冬天本来应该养生长收藏的“藏”气，使气血闭藏，结果都因室温太高而被宣散出去了，根本藏不住。冬天不能闭藏，夏天不能宣散，它不是具体损伤哪一个脏器，而是在整体上打乱了全身的生理秩序，在全局上损害了身体健康。当然冬天采暖、夏天乘凉还是需要的，就是不能过度而走向反面。

还有一些类似的错误行为，比如在冬天搞汗蒸、泡温泉，这些事情偶尔做一下会感觉舒适，但是太频繁的话也会过度刺激气血向外宣散，破坏气血的闭藏。

不欲露卧星月。

不要露天睡觉，不要在睡觉时暴露在星星和月亮面前。这种情况现在很少了，古代或者以前的农村有这种情况，直接在院子里或者野外露天睡觉。这对身体是不利的，损害主要来自两个因素：第一个是人体睡眠的时候气血回收闭藏到内脏，体表的气血防卫功能下降，露天睡觉更容易受到天地不正之气的影响而生病，像风霜雪雨寒湿之类，所以人们睡眠不但要在室内，还要盖被子，就是防护这一点。第二个是睡眠不暴露于星月，这是古人敬畏天地的一种表现。敬畏大自然，敬畏星星和月亮，不但睡眠不暴露于星月，还不能对着星星月亮吐口水、撒尿，这都是亵渎天地的表现。这种敬畏天地的观念还是值得肯定的，无形之中让我们养成与天地和谐共处的心态。

不欲眠中用扇。

睡觉的时候不要吹风扇。因为睡觉的时候气血闭藏，体表防卫功能下降，所以睡觉的时候就要盖上被子，并且不能在睡觉时吹风。我们都有这个生活常识，在同样的温度、同样的环境下，醒着坐着不用盖被子，躺下睡着了就得盖被子，这就是因为睡着之后体表防卫功能下降了。我们经常遇到有的人睡了一夜，第二天早晨起来发现面瘫了，原因就是睡觉的时候靠近窗户，而窗户没有关严，他的面部被寒风吹到了。现在人们夏天睡觉的时候不仅吹风扇，还吹冷气，这样的情况很多，因此引发的疾病也很多，像关节炎、过敏性鼻炎、皮肤病、咳喘等，只是很多人身在病苦之中却不知道原因罢了。

大寒、大热、大风、大雾皆不欲冒之。

就是极端天气都要躲着点。这个比较好理解，在这种太冷、太热、大风、大雾的天气情况下活动是非常容易生病的，要尽可能躲避，闭门不出，或者提前做好防护措施。

11. 饮食五味不可偏颇

五味不欲偏多，故酸多则伤脾，苦多则伤肺，辛多则伤肝，咸多则伤心，甘多则伤肾。此五味克五脏，五行自然之理也。凡言伤者，亦不即觉也，谓久则损寿耳。

就是饮食的味道，包括酸、苦、甘、辛、咸等各种各样的味道，不要太偏颇，不要极端偏好而过食任何一种，要保持均衡适中一点。酸味食物吃多了伤脾，苦味吃多了伤肺，辛味吃多了伤肝，咸味吃多了伤心，甘味吃多了伤肾。这五味与五脏之间存在对应的亲和关系，酸入肝、苦入心、甘入脾、辛入肺、咸入肾。五脏之间存在相生相克、互相制约的作用，以保持平衡稳定的协同关系。若某一脏太过，就会抑制其他脏，出现互相影响和病理传导。因此，任何一种味道的饮食食用过度，都会引起相应内脏气血太过，进而影响到其他内脏，最终导致五脏气血偏颇而发生疾病。所以饮食五味以中和为美，五味要均衡，各种味道的食物都吃一些，不要太偏颇，不能走极端。

以上提到了这么多不应做的事情，都是因为这些不当行为会损害健康。这些也只是举例说明，在实际生活中可以举一反三，体会每一件具体事情的利弊得失。这里提到的损害健康，也都是潜移默化的，“凡言伤者，亦不即觉也”，触犯一次两次可能感觉不到什么不适，但是日积月累之后就会造成严重损伤，缩短寿命。因此，我们要有聚沙成塔的观念，严重的疾病都是这样一点一滴积累而来的，不能轻视这些点点滴滴的损伤。

很多人对养生的片面理解都是做加法，我多吃点什么、多做点什么锻炼、多做点什么事情、多买点什么工具、多学点什么技巧……这是陷入了不知其要、流散无穷的误区了。结果养生搞得越来越累，为养生花的钱越来越多，学的知识也越来越杂，养生的效果却不尽如人意，还让人越来越困惑。而以养性为根本的养生并非如此。养性反而非常简单，要人们在生活中做减法，在思想上也做减法，要人们少做很多事情、少想很多事情、少吃很多东西，少折腾、少烦劳，这样人的心境会越来越轻松愉悦，生活会越来越简单，身心健康也会越来越好。

养性的人该做的事

前面详细阐述了养性的人应该避免的不当行为，在生活中做减法。做了这么多减法，这也不能做，那也不能做，养性的人到底应该做什么呢?下面葛洪就为我们总结了养性的人自有一套该做的事。

1. 顺应节律，遵守节度

是以善摄生者，卧起有四时之早晚，兴居有至和之常制。

摄生是养生的另一种说法，更加具有主动性的意味。养生是保养身体健康，摄生是更主动地驾驭和掌控自己的身体健康，养性是强调修心养性，改变一个人的内在心性。这三个词就体现了我们对养生不同角度的理解。

养性的人要抓住一个节律和一个节度。首先，自己的起居作息要顺应天地自然的大节律，就是春夏秋冬四时阴阳的规律，生活节奏和身体作息都要与之同步匹配，此即“四时之早晚”；其次，自己的生活起居还要保持稳定适中、中正平和的节度，不走任何极端，各方面恰到好处，避免太过和不及，此即“至和之常制”。

把握四时阴阳生物节律和生活起居适当节度，这是养生的基石，这两点都影响着体内气血运行的总体水平和全局秩序，对身体健康的影响是全局的、系统的。而其他具体一招一式对健康的影响还是相对局部的。这也体现了中医学和中国传统文化最基础的两个思想：在节律上的天人相应思想，在节度上的中和为美思想。

2. 导引调筋骨

调利筋骨，有偃仰之方。

在调畅筋骨方面，可以采取一些动作导引的方法。“偃仰之方”就是我们做各种动作，像屈伸俯仰身体或做操一样，用这些动作来达到疏通筋骨的效果。不管是做操、打拳、导引功法，或者其他锻炼方法，都是一样的原理和目的。这里也提醒我们，做动作是为了调利筋骨，让四肢关节和筋骨活动更加通畅，是为了身体健康服务，而不是为了运动比赛的成绩服务。所以我们达到筋骨调畅就可以了，如果过度地追求完成多少强度，达到多少成绩，互相攀比竞赛，昨天跑五千米，今天得跑一万米等，这就偏离初衷了。

活动筋骨其实很简单，在办公室也好，在家里也好，都可以就地取材，因地制宜，随时随地做一些活动四肢的简单动作，就可以调利筋骨，让气血流通起来。不一定非得是什么拳法、什么功法，只要能调利筋骨就可以，比如做几个原地蹲起、做几式广播体操等都可以。很多人就是放着这么简单的事情不做，而非要搞得很复杂，又是办健身卡，又是雇教练，又是上培训班，又是学什么复杂技法等，结果很难坚持下去，也很难取得好的效果。

3. 吐纳之术可治病

祛疾闲邪，有吐纳之术。

当我们出现了一些初期疾病时，可以采用呼吸吐纳的方法进行自我治疗。

吐纳之术是通过用特定的呼吸训练来调理身体、治疗疾病的方法。凡是涉及呼吸训练的方法都属于此类。有的是静态呼吸训练，比如静坐、打坐、站桩、冥想等，在某种静态的姿势下专注呼吸训练。也有的是配合动作的呼吸训练，比如导引功法、拳术等，把呼吸与特定的动作配合起来。无论动静，一般都要配合意识的专注静定。所以吐纳之术一般包括三个方面的组成要素：呼吸训练、姿势或动作要求、意识专注。具体的吐纳方法有很多种，各有特色，按照特定方法进行训练就可以治病强身。呼吸吐纳之术是中医传统的治病与强身方法，在中医临床医学经典《金匮要略方论》中就提到："四肢才觉重滞，即导引吐纳。"导引即上段提到的"偃仰之方"，吐纳就是本段的吐纳之术。可见导引和吐纳都是非常有效的养生治病方法，适合在疾病初期由患者自行治疗，也适合在疾病中后期配合药物治疗使用，或者在药物无效的情况下进行尝试治疗。

因为吐纳之法都是患者自疗，而非在门诊上由医生实施，所以都要靠患者自己学习和操作。我们可以通过看书，或者跟随老师，来学习具体的呼吸吐纳之术。用吐纳之法治病的案例也很多。比如民国时期有位很著名的养生家叫蒋维乔，他年轻时得了肺结核，四处求医一直治不好，后来通过练习静坐、呼吸吐纳之术，不但把自己的肺结核病治好了，而且之后身体越来越好，以至于成为养生专家。一直到现在，他写的关于静坐的书还很畅销，叫《因是子静坐法》，就是他自己的实践心得报告。类似的其他书籍当然还有很多，大家可以选择适合自己的进行学习。

我们要有这个观念：有的病如果吃药也治不好，中西医都没有好的办法，那还有一个最后的办法，就是呼吸吐纳。为什么呼吸吐纳有这么大的广谱适用性，而不是只针对某一种特定的病？那是因为呼吸吐纳治病的原理，就是通过呼吸训练帮助身体恢复自身气血运行的秩序，恢复身体的自愈功能，疾病最终是由身体的自愈功能治好的。所以呼吸吐纳可以作为我们治病的后手、撒手锏。

呼吸吐纳还有很多好处，比如经济性高，基本不用花钱，也不需要什么设施、器材或场地，在家庭自行练习即可，非常方便。呼吸吐纳的安全性也很好。现在很多人未曾注意呼吸吐纳这个方法，这是很遗憾的，应该去关注、学习一下，对养生保健很有益。

4. 针灸外治法调畅荣卫

流行荣卫，有补泻之法，节宣劳逸，有与夺之要。

荣卫就是体内的气血循行，它要流通顺畅，如环无端。如果荣卫流行出现了障碍，就要及时采取补泻的办法进行调理。这里说的补泻方法，主要是针灸。通过补泻的方法，让荣卫恢复顺畅的流行，就可以恢复健康。节宣劳逸，就是对于气血运行的太过（劳）或者不及（逸），采用与夺的方法，与夺也是补泻，分别给予抑制（节）或者宣通（宣），把气血调到均衡和顺的稳态。这也是以针灸和外治疗法为主。这段总体上讲的是，对于气血运行出现的障碍，采用补泻与夺的方法进行针对性调理，使之恢复正常。

5. 调节情志

忍怒以全阴，抑喜以养阳。

这是要克制情绪不使之过度，以保全气血阴阳。情绪与人体的气血阴阳是密切联系在一体的。《黄帝内经》认为暴怒伤阴，暴喜伤阳。经常暴怒就会损伤人体的阴血，经常狂喜就会损伤人体的阳气，都可以直接带来身体的疾病。这是以喜怒为例，其他所有情绪过度都同样损害健康，都要保持克制，让情绪保持在一个适当范围之内，不要过度。当人们想改变自己情绪过度的坏习惯时，一开始要有意识地克制，经过一段时间的努力后，就会慢慢适应新的状态，就不再需要刻意控制了，最终达到自然而然情绪调和。这是都要经过的一个过程，并不是让我们一直停留在强行抑制情绪的状态。如果一个人长期强行抑制情绪、压抑自己，也会憋出病来。所以情绪既不能强行抑制，也不能泛滥放纵，而是要经过养性调和，让自己达到自然中和的状态。

6. 服药救缺

然后先服草木以救亏缺，后服金丹以定无穷，养性之理尽于此矣。

在调利筋骨、呼吸吐纳、补泻与夺、调适情绪之外，还可以采用药物疗法尽早治疗疾病，防止疾病的发展传变，增强体质。在药物治疗方面，先用普通的草木类植物药补救身体上的亏损，这就是通常的药物治疗范畴，把身体已经出现的疾病解决在早期，把身体已有的缺陷弥补掉，把体质提升到健康状态。再进一步，可以服用金丹类药物来补充精气，以达到延年益寿的高远目标。金丹类药物是古代养生家以及葛洪之类的道家修者经常提到的特殊药物，它不局限于一般药物治疗疾病的范围，而是有更高追求，追求正向提高体质并且延年益寿。目前这类金丹类药物基本很少流传和使用了，但是通过服食一些普通的草本药物来改善体质的方法还是有益的，在中医学中得到了传承，此即中医养生的服食一法。

本讲中，葛洪把养性的主要手段，按照由浅到深的顺序一一介绍，从顺应四时阴阳的节律和起居节度、调利筋骨的动作导引，到呼吸吐纳治疗疾病、针灸外治调畅荣卫气血，再到调适情绪、药物治病和服食延年，所以说“养性之理尽于此矣”。

养性得有主观能动性

养性的原理和方法已经在前文中详细阐述，很多人看到以后就懂得了养性的重要，也知道了如何养性，以实现提高体质、预防疾病、保持健康的目标。但是也有一部分人，虽然看了养性的著作、听了养性的言论，但是并不以为意。他们不但觉得养性无用，还觉得养性太过迂腐。这样的人在古代和现代都有很多，所以葛洪在此专门用一段话来说明这个现象。这也说明养性之难，首先难在这个主观能动性上，自己的认识和意愿上。

夫欲快意任怀，自谓达识知命，不泥异端，极情肆力，不劳持久者。

有些人追求的是“快意任怀”，俗话说任性，恣意所欲，想怎么做就怎么做，不顾及结果的利弊。这样的人自命甚高，觉得自己知识很多，比如医学、养生、疾病、人生，他认为自己都懂，对于别人的劝告和观点完全听不进去。大家应该理解了，真正养生包括养性、情绪的调整、生活方式的改变等，都是改变自己，只有听人劝的人才有可能去做。自命甚高的人不听人劝，觉得别人讲的都是异端怪论，听不进去。他们喜欢只看眼前，极力放纵，肆意所为，不喜欢考虑以后的事情，不追求长远目标和延年益寿。

闻此言也，虽风之过耳，电之经目，不足喻也。虽身枯于留连之中，气绝于绮纨之际，而甘心焉，亦安可告之以养性之事哉。匪惟不纳，乃谓妖讹也。而望彼信之，所谓以明鉴给矇瞽，以丝竹娱聋夫者也。

这些人听到或看到养性的知识，就像耳旁风一样，左耳朵进右耳朵出，也像眼前的闪电一样，瞬间就过去了，在他心里什么都不会留下。即使在贪图享乐、恣意妄为的生活中已经把身体糟蹋坏了，身体枯槁，气血衰竭，也仍然乐在其中，甘愿如此。对于这样的人，怎么可以向他讲述养生和养性的道理呢？没法讲的。他不但不会接受这个道理，还会觉得养性只是哄骗人罢了。期望他们相信养性的道理，就像给盲人用镜子、给聋人听音乐一样，枉费工夫而已。

现代社会中这种现象就更严重了。虽然现代社会知识信息越来越发达，但是每个人对错误信息的执着也越来越强，每个人对信息的选择性取舍也越来越偏激，所谓的信息茧房也越来越顽固。所以大家对事物的看法莫衷一是。不管是养生知识，还是中医知识，很多人都不相信。他们觉得自己掌握了科学知识，什么都懂，凡是自己不理解的都不愿意去了解，更不会听取。人们的傲慢与偏见，阻碍了自己学习养性的机会。

我想葛洪一定是遇到了这样的经历，才有这个感慨。所以养性这个事情，只能是一个人自己产生了主动性，有个希望养性的观念后，他主动来学习、来咨询，我们再给他讲，他才能听得进去。包括前面孙思邈说“时俗多僻”，社会上流行的观念很多不太正确，而且根深蒂固，并不容易纠正。所以《黄帝内经》特别强调“非其人勿教，非其人勿言”，不是遇到那个真想学的人、合适的人，就不要给他讲太多，不要期望去改变别人。这样一种态度，也是说养性之人对于改变别人的想法“若存若亡”，对于改变别人的愿望不可过于执着，要更加淡然一些，这是符合养性大原则的。

第七讲 百岁老人的养性之道

身体健康、养性有成的标志是轻身、耳目聪明和面色润泽姣好。养性可以让人变美，这是身心健康的自然外现。

抑情养性是延年益寿之道，吞咽唾液和叩啄牙齿，是有益健康、简便易行的方法。

养性有成效的三个标志

魏武与皇甫隆令曰：闻卿年出百岁，而体力不衰，耳目聪明，颜色和悦，此盛事也。所服食、施行、道引，可得闻乎？若有可传，想可密示封内。

魏武帝曹操对皇甫隆讲，听说您已经年过百岁了，而身体还这么健康，体力不衰减，耳聪目明，脸色肤色光泽悦人，很显年轻，这真是件好事啊。您平常的养生之道，包括服食的药物、施行的导引术等，可以说给我听听吗？如果有的话，您可以用密封的书信写给我。

皇甫隆，东汉时南阳人。《道藏》收录的《汉武帝外传》记载，皇甫隆曾经向刘京学习修道，得到治身秘诀，就是后面介绍的服食玉泉和啄齿等法，从而身轻体健，延年益寿，年逾百岁，面有壮色。所以皇甫隆是当时一位养性治身有成的百岁老人，魏武帝曹操特意向他请教养性之道。

从曹操对皇甫隆的评价里可以知道，养性成效好不好，身体是否健康，可从以下几个标志看出来。

第一个是“体力不衰”，也就是轻身，身体四肢的动作自如灵便，走起路来很轻快，年龄很大了还能健步如飞，还能进行体力劳动。

我国最早的中药学经典《神农本草经》记载了很多药物，涉及养生功效的都提到“轻身，不老，延年”等字眼，也强调这个“轻身”是健康长寿的第一个表现。如果每天感觉身子很沉重，两条腿都拖不动，不愿意迈步，不愿意走路，光想坐着、躺着，这就说明身体不好，衰老严重。古人讲人老腿先老，也是从轻身的角度讲的，人在衰老的时候首先感觉到两腿无力。

第二个是“耳目聪明”，耳朵眼睛都好使，耳不聋、眼不花，五官七窍都能正常发挥作用。

因为人的五官是内脏气血在最外端的开窍，内脏是炉灶，五官是烟囱口，所以内脏气血的虚实都可以直接反映在五官功能上。人的衰老常出现的标志就是视力下降、听力下降，而如果到了老年时还能保持耳聪目明，就说明总体上身体健康状况良好。

第三个是“颜色和悦”，就是面色、肤色非常润泽姣好。

面色肤色对于判断人的衰老程度更加关键，也更加直观。正常情况下，人的衰老状况以及人的健康状况，都写在脸上，写在面色和肤色上。面色肤色可以直接反映人体内脏气血状况和健康状况，所以中医诊断方法望、闻、问、切，首先是望诊，就是重视人的面色和肤色，而且更加强调望神，就是看面色和肤色的神采。不仅要看其是否有这个颜色，还要看是否有这个光泽，是否透着润滑、柔软的质地，这就是和悦，有神采的那种好看。

就像名贵中药野山参的年份鉴别，要判断它的年份是 15 年、20 年的，还是 30 年、40 年的，依靠数芦头上有多少个芦碗之类都不准确，因为芦碗变化很多。真正能够体现其年份的是看人参外皮的皮色，包括颜色、质地和光泽。人也是这样，年龄老不老主要看面色和肤色，比看户口本更靠谱。如果一个五六十岁的人自称养生大师，可是看他皮肤很粗糙、干枯、晦暗，面带阴霾，那他的养生肯定是没有效果的。每个人养生和养性的效果就写在脸上，做不了假。反过来，如果一个人脸色光泽润滑、和颜悦色，那他的生活习惯大概率符合养性之道，身体健康状况就不会差。

养性可以让人变美

爱美之心人皆有之。自古以来，不管是年轻还是年老的人都想美容，都想让皮肤状态更好。其实如前所述，美容的本质就是延缓衰老。如果能通过养生、养性，延缓衰老，增进健康，那么面色、肤色一定会更好，就可以实现美容。如果采取的办法不能延缓衰老，只是在做表面文章，在皮肤上涂抹各种东西，那肯定不是长久的办法。

门诊上很多患者问如何美容、如何保养皮肤，我就在这里顺带分享一下自己的心得。我们要美容，要改善面色和皮肤状态，可从以下几个方面入手。

第一个是修心养性。

要美容，先养性，这恐怕是很多人意料之外的。其实一个人面色和肤色的状态，与其精神心理状态的关系是最为密切的，也就是中医讲的神。中医经常说神色，有其神，才有其色，有那样的精神心理状态，才会有那样的面色肤色。前面讲过，人的精神意识可以控制指挥气血活动。精神清明，情志舒畅，就会气血宣发；精神不振就会气血凝滞。一个人如果精神内守，恬憺虚无，心地淳朴，安闲祥和，那么他的皮肤一定会好，柔嫩润泽，光彩悦人，无论相貌是什么样子，都会看起来让人心生喜悦，神采超凡。如果一个人心里老有负面情绪，精神压抑，心理扭曲，常常愁容满面，他的皮肤必然是阴沉晦暗，好不了。总结起来就是“心神开—气血畅—肤色美”。

在《庄子·大宗师》记载着这样一段对话：“南伯子葵问乎女偊曰：子之年长矣，而色若孺子，何也？曰：吾闻道矣。”

南伯子葵这个人向女偊请教，问：您的年龄很大了，而面色容貌还像小孩子一样年轻，这是什么原因？女偊就告诉他说，这是因为自己闻道了。所谓闻道，就是懂得了修心养性的道理，通过修炼自己的心性，提升自己的精神境界，达到遵道合德、养性大成的境界。闻道其实就是养性的一个扩展和升华。南宋养生学家白玉蟾在《修道真言》中说：“有诸内，必形诸外，一毫也假不得。前贤云：山有美玉，则草为之不凋。身有妙道，则形骸为之不死。故心有真功夫者，貌必有好颜色。”这段话的意思即外表容色是内在心性的自然呈现，只要能够真实地修心养性，提高精神境界，不仅会身体健康，还会有美容的效果。即使一个普通人不做什么修心养性，只要他心态好，性自善，宅心仁厚，时间长了他的皮肤也会比普通人的好。

第二个是改善饮食。

要想皮肤好，就不要暴饮暴食，别吃太多生冷、大鱼大肉、油炸食品之类。饮食过度，饮食不节或不洁，都会导致肠道积滞，即代谢废物太多而排不出去。这些代谢废物壅滞在皮里肉外，堵塞在每个腠理毛孔中，不仅体型变胖，皮肤也会因为这些壅滞而变得粗糙、暗沉、干涩、衰老，乃至出现增生、赘疣等。简单说就是体内垃圾多，皮肤自然不干净。特别要注意，皮肤是与肠道黏膜密切相关的，如果肠道相对清洁，没有积滞，皮肤就会比较好；如果长期便秘，肠道污垢积滞，皮肤就不会好。因此，保持饮食清淡有节制，大便通畅，体内大环境清洁，皮肤也就好了。

第三个是按时睡觉。

经常熬夜的人皮肤好不了，皮肤衰老比较快，伴随着皮肤干燥、粗糙、暗沉。特别是人到了 30 岁以后，熬夜一次之后好几天皮肤都是松弛干燥的，长期熬夜就更难恢复了。所以要想皮肤好，就要保持充足的睡眠，别熬夜。

第四个是呼吸吐纳。

呼吸吐纳的练习对皮肤非常有帮助。有空的时候练练呼吸，包括静坐、冥想等，可以让皮肤变得越来越好。各种呼吸吐纳方法的核心是调呼吸，通过特定的呼吸运动能够引导全身气血，促进气血运行通畅。中医临床经典《伤寒论》里提到“呼吸者，脉之头”，呼吸运动是全身气血运行的向导和指挥棒，这主要是通过心肺和胸腹腔的呼吸运动的节律及其与全身血脉的同频协调来实现的。练过太极拳或者静坐的人常有这样的体会，稍做深呼吸几分钟，就会感觉手指尖热乎乎的，这就是由于呼吸运动的导引，末端毛细血管扩张，微循环改善了。所以通过调呼吸就可以疏通全身末端毛细血管的状态。哪怕睡觉前躺在床上也可以练一练呼吸，用不了几分钟就感觉浑身有一股暖意，手脚都暖了，睡觉也变得很香。这股暖意不是什么神秘的东西，是因为做特定的呼吸运动时，胸腔腹腔的舒缩带动全身血管网，像潮水一样冲刷到毛细血管末端，在一股一股涨潮落潮之下末梢微循环就张开了，位于末端的皮肤及皮下组织也因此得到更加充分的供血和滋养。因此，呼吸吐纳可以通过改善微循环来实现改善皮肤的效果。

我个人就有皮肤改善的经历。上大学时我的皮肤状态很差，脸上经常长癣和湿疹，皮肤干燥粗糙，一块一块的皮损，后来皮肤改善了，直到现在还保持皮肤润滑、细腻、有光泽。主要就是三个因素的作用，一个是修心养性，一个是静坐吐纳，一个是吃素。我是在实施这三个方法之后没过多久，皮肤状态就大幅改善了。当然过了几年又吃肉了，皮肤并没有变差，因为那时心态情志已大幅改善，所以整个身体气血通畅的状态还能继续保持。

第五个是服食一些药食两用的中草药。

有一些药食两用的中草药可以用来保健，也有助于皮肤保养，这属于中医服食方面的内容。举两个比较有代表性的例子，一个是枸杞子，一个是生地黄。这是孙思邈在《千金要方》中记载的，把枸杞子和生地黄打成碎末，每天用一杯黄酒冲服一小勺，坚持一段时间后皮肤状态就会改善，也能强身健体。当然这个方法适合那种身体没有太多痰浊瘀滞的人。有的人皮肤状态不好是因为体内痰浊瘀滞太多，代谢废物太多，这种情况要想改善皮肤状态，就不适合吃枸杞子、地黄之类的补药，而需要泻浊，最好是看医生，或可以吃点大黄之类疏通肠道和血脉的药物，把身体的痰浊积滞排掉，等体内环境变清洁后皮肤状态也就变好了。

以上这些方法都是从身心内部来着手的，改变了心态和体内气血状态，体质提升了，皮肤状态自然随之改善，这是治本之法。而单纯采用护肤品是治标不治本，就像搞绿化的不去种树，光在山上喷绿漆，那是糊弄人的。

抑情养性，修道延年

隆上疏对曰：臣闻天地之性，惟人为贵。人之所贵，莫贵于生。唐荒无始，劫运无穷。人生其间，忽如电过。每一思此，罔然心热。生不再来，逝不可追，何不抑情养性以自保惜。

皇甫隆回答魏武帝的提问，说天地之间人最宝贵，人之所贵就在于其生命可贵。但人的生命时间很短暂，与天地的无始无终相比，人的生命就像一道闪电，倏的一下就过去了。每每一想到生命的短暂，心里面就着急，惘然若失。感叹生命就这一次，没办法重生，多么宝贵，还不赶紧采取抑情养性的措施来保养自己生命，还等什么。

这里提到养生的方法是“抑情养性”，即通过抑情的方法来养性。“情”是人遇到外物刺激之后产生的精神反应，出现喜怒哀乐、贪嗔痴爱恶等各种思想、情绪的现象部分。“性”是人的精神、意识、情绪、情感的本体和本质部分，是人的身心中相对稳定的并且深刻体现一个人特质的部分。所以“情”是现象，“性”是本体，“情”是我们对外的表现，“性”是我们的本性。

情是我们被外物吸引或刺激而产生的喜怒哀乐、贪嗔痴爱恶等情绪波动。我们被这种情干扰而产生烦恼，迷失本性，因而损害健康。他一骂我，我就生气，生气的情绪就是情的现象。能够产生这种情绪的心性本体是我们的性，这个性是内心的精神灵觉。如果我们沉迷于追逐这些情的波动，被这些情的现象所奴役，这就是意乱情迷，迷失了心性。如果我们能对因外物刺激而产生的情的波动进行约束控制，不让自己随它牵引而去，让这些情的现象回归性的本位，让我们坚守内心的清明，这就叫“抑情养性”。所以抑情养性就是一个把精神情志返本还源的过程，一个澄浊求清的过程，一个精神内守的过程。《道德经》讲“孰能浊以静之徐清”，就是讲用守静的方法，可以把混浊翻滚的情涛变成清净不动的性海。

就像《中庸》讲的“喜怒哀乐之未发谓之中，发而皆中节谓之和”。情绪发出来都很恰当，无太过也无不及，可以快乐也可以悲伤，但都不过度，这样的状态就叫“和”。而在喜怒哀乐情绪没有产生之前，那个能产生情绪的本体，叫作“中”，也就是性。通过抑制情绪的过度变化，守住中与和，这就是儒家的“抑情养性”。传统文化中一切修心养性的本质都是如此，是从一种精神意识上后天返先天的过程。

抑情养性就是养性的方法。这段话说明，皇甫隆跟孙思邈、嵇康等一样，都是把养性视为养生延年的根本。

今四海垂定，太平之际，又当须展才布德，当由万年。万年无穷，当由修道，道甚易知，但莫能行。

皇甫隆认为，现在国家很太平，生活很安定，就应该发挥自己的才德，更应该延长自己的寿命。太平盛世人自然就会追求长寿，这是人的本能需求，从古到今都是这样。贫穷时想富裕，富裕时想太平，太平时想长寿。很多生活困苦、坎坷不顺的人，他不太考虑养生的事，考虑的是怎么解决眼下的困难，怎么解决温饱，怎么发财致富。只有衣食无忧的人才会认真考虑养生的事。所以这里隐含了一个观念，真正想搞养生、想延年益寿，其实有一个前提，就是应该首先解决基本的谋生问题和摆脱基本的生活困境，我们要先实现这两个。当然这不是让我们沉迷于发财致富、追名逐利，而是因为在解决基本生活需要之后，更适合考虑养生的事。

“万年无穷，当由修道”，要想延年益寿，就必须修道。修道就是我们说的养性，通过养性实现个人心性的完善和身心健康的提升，让自己的身心生活越来越遵道合德，符合规律，达到恬淡中和的生命境界，就是修道。

“道甚易知，但莫能行”，我们现在也都有这个体会，养性的道理其实不难，大家一听一看基本也就懂了，但是把养性落实到实践上却很难做到。做不到主要还是因为对养性的道理和观念理解不够深刻，养性的决心不够坚定。一个人只有真正体会到生命的可贵与短暂，才能够生起养性的决心。这一段再次强调了养性的必要性和紧迫性。

吞津啄齿有益健康

臣常闻道人蒯京已年一百七十八，而甚丁壮。言人当朝朝服食玉泉、啄齿，使人丁壮有颜色，去三虫而坚齿。玉泉，口中唾也。朝旦未起，早嗽津，令满口，乃吞之。啄齿二七遍。如此者，乃名曰练精。

在抑情养性的基础上，皇甫隆还推荐了一个具体的养生方法。他举了一个例子，来说明养性之人还可以借助一些方法，实现延年益寿。有一位道人叫蒯京，已经一百七八十岁了，但身体还很健壮。蒯京说养性的人应当服食玉泉和啄齿。即每天早晨起床之前，就以舌漱口产生唾液，等唾液满口以后，吞咽自己的唾液，这叫“服食玉泉”；在早晨把上下牙相对叩啄14遍，这叫“啄齿”。通过服食玉泉和啄齿就可以让人身体健壮、气色红润，可以祛除体内的寄生虫，让人牙齿坚固。服食玉泉和啄齿可以统称为“练精”，也就是提升我们的脏腑精气。

“玉泉”是指口中的唾液，每天早晨都要吞服自己的唾液，当然其他时间也都可以，多多益善。一般情况下，如果口中唾液不太多，就闭上嘴巴用舌头在嘴里绕圈搅动，可以产生更多唾液。或者闭上嘴巴，用舌尖向上翘起来顶住上颚，片刻之后唾液分泌量也会增加。吞咽唾液的时候也讲求方法，不要一大口咽下去，而要分很多次一点点咽下去。这个吞咽唾液和啄齿的练精方法，是古代养生家特别推崇的，不仅养生效果比较好，而且还很方便易行，又很经济，没有不良反应，无论男女老少都可以随时随地这样做。

古人对唾液是非常珍视的。明代著名本草学家李时珍在其巨著《本草纲目》中说："唾津，乃人之精气所化"，而且认为唾液能够"灌溉脏腑，润泽肢体"。就是说唾液是脏腑精气所化，能够滋润脏腑和肢体，对身体有广泛的益处。李时珍总结唾液养生的要点为："故修养家咽津纳气，谓之清水灌灵根。人能终日不唾，则精气常留，颜色不槁；若久唾，则损精气，成肺病，皮肤枯涸。故曰远唾不如近唾，近唾不如不唾。"唾液养生主要是向内吞咽唾液，不向外吐出唾液。

关于唾液还有一些细节需要注意，比如吃瓜子之类的炒货耗费唾液。很多人喜欢吃瓜子之类的炒货，吃起来上瘾，但吃多了很容易上火，口舌干燥疼痛，甚至口舌溃疡。即使嗑了瓜子就把它吐掉不吃到肚子里，也会上火。这就是因为嗑瓜子的过程非常损耗口中的唾液，大量的唾液会随着瓜子皮流失，就跟吐口水一样，唾液损耗多了之后，体内的气血津液也会被损耗，人就会出现上火的症状。如果长期反复这样做，就会发展为疾病。

啄齿首先对牙齿好，每天叩齿不容易长龋齿，不易发生牙周炎，让牙齿坚固，不容易掉牙，也有益于固肾气。掉牙掉得早和晚、牙齿的好和坏，也是身体是否衰老的一个标志。牙齿掉得早，或者牙齿毛病多，都说明身体不好，所以我们要经常啄齿。

第八讲 富贵病、身心关系与治未病

自古以来都有“富贵病”。饮食丰富虽然是好事，但常常会成为损害健康和产生疾病的温床，让我们陷入健康生活的误区。因此，在物质生活富足和饮食条件便利的今天，更要保持警惕性，警惕饮食过度的损伤，要有养性的观念，保持健康的生活方式。

人的身心是一体的。心神是国君，气血是臣民。心神和气血之间存在指挥与被指挥的关系，存在相互依存、相辅相成的关系。在疾病的发生过程中，身心之间互为因果，相互影响。在养生过程中，要身心统一，形神兼顾。

养性的人要避免“富贵病”

孙思邈再次引用养生家嵇康的话，提出一个“富贵病”的概念，正好与现代社会的疾病特征相符合，现代大部分的慢性病都与“富贵病”有关。

1. 自古以来就有“富贵病”

嵇康云：穰岁多病，饥年少疾。信哉不虚。是以关中土地，俗好俭啬，厨膳肴羞，不过菹酱而已，其人少病而寿。江南岭表，其处饶足，海陆鲑肴，无所不备，土俗多疾而人早夭。北方仕子，游宦至彼，遇其丰赡，以为福佑所臻。是以尊卑长幼，恣口食啖。夜长醉饱，四体热闷，赤露眠卧，宿食不消。未逾期月，大小皆病。或患霍乱、脚气、胀满，或寒热疟痢，恶核疔肿，或痈疽、痔漏，或偏风猥退，不知医疗，以至于死。凡如此者，比肩皆是，惟云不习水土，都不知病之所由。静言思之，可谓太息者也。学者先须识此，以自诫慎。

嵇康发现，丰收的年头多生疾病，饥荒的年头少生疾病。“穰岁多病，饥年少疾”，这是很有意思的一个现象。哪年庄稼收成好、大丰收，这年得病的人就多；哪年收成不好、衣食不足反而得病少。当然这里有个前提条件，无论丰年还是荒年，前提是都能满足基本温饱需求，否则因饥荒都快饿死了，那不可能少得病。

大丰收的时候，收获的粮食、蔬菜、肉类等各种食物都很丰富，人就会出现饮食过度，饮食不节，这往往是疾病的根源。饥年食物贫乏，只能勉强维持温饱，反而少得病。这正是前面讲的饮食有常节的道理。饮食维持七八分饱最好，离完全饱稍欠一点儿，但也不会营养不良。在这种情况下人的身体负担小，肠胃功能最佳，消化吸收和代谢功能发挥充分，代谢废物排出也通畅，人就会感觉身体轻快。饮食不节、饮食过度导致的疾病太多了，危害太严重了，所以人们都知道这样一个俗语：“病从口入”。它并不是说吃了有毒的食物生病，而是因为饮食不节而生病，这是人体生病的重要原因之一。

嵇康下面就举了一些例子来说明这个问题。他说关中地区的风俗是人比较节俭，吃得很简单，平日饮食多以腌菜、酱菜为主，没有很丰富复杂的美味，但这些地方的人很少生病，而且能够长寿。江南岭外这些地方物产丰富，各种海陆鱼鲜应有尽有，这些地方的人却多患疾病，而且寿命偏短。北方仕子如果被派到南方去做官，看到那里物产丰富，就以为是上天保佑，让自己享福，结果不论年龄大小、地位高低，全都会放纵自己，尽情吃喝。夜晚常常醉酒饱食，当身体感到闷热时就赤身露体地睡觉，吃过的食物一夜也不消化。这样折腾不到一个月，大人小孩全都生病了。

因此可以说，自古以来就有“富贵病”，人们早就认识到，饮食丰富虽然是好事，但也往往能成为损害健康和引发疾病的温床，让人们进入健康生活的误区。

2. 现代人的“富贵病”愈演愈烈

你看这多像现在的一些生活方式啊。我们不是从北方到南方，而是从物质匮乏的时代到了物质生活富足的时代，饮食太丰富了。很多人喜欢胡吃海塞，白天宴席，晚上撸串，南北菜系、火锅烧烤、自助餐、麻辣烫、白酒啤酒、大鱼大肉，一顿接一顿。吃多了喝多了，再去歌厅暴吼，酒吧狂扭，吐了一地，昏迷一宿。

饮食过度导致的疾病是非常多的，这里举了几个例子，有患霍乱、脚气、胀满的，有患寒热疟痢、恶核疔肿的，有患痈疽、痔漏的，有患偏风猥退的。这实际上包括了从肠胃炎到中风各种疾病，非常广泛，也比较难治。得了病也不知道正确医治之方，最终因此而死亡。像这样的例子，比比皆是。但是人们并不知道生病的真正原因，不去反思饮食不当的问题，只是糊里糊涂认为是水土不服。我们静心去细想这些事情，真的为他们叹息，可悲可叹。养性的人必须首先要认识到这些，并以此来告诫自己。

现代人在饮食过度和饮食不节方面的问题更严重了，这是因为生活条件改善了，人们随时随地都可以吃到中外各地的不同美食，造成了太多饮食过度的问题。由饮食过度导致的各种消化系统疾病、代谢类疾病、心脑血管疾病、肿瘤、心脏病、肾脏病等，几乎占现代慢性病的大半。这些因生活条件改善后饮食过度导致的疾病，被大家戏称为“富贵病”。

古代有位著名高僧叫百丈大师，虽不是养生专家但也很懂养生。他建立了出家人的丛林制度，管理寺院几千人。他提出来的管理规定相当于现在大学的学生守则，里面说“疾病以减食为良药”，就是发现了疾病与饮食过度的关系，认为适当节制饮食就可以避免很多疾病，也有助于疾病的治疗。

民间俗语是人们长期生活实践凝聚而成的经验，比如“粗茶淡饭最养人”“白菜豆腐保平安”，都体现了人们对饮食过度危害的认识。我们看那些长寿老人，其实他们的饮食很简单，生活很朴素，营养并不多么丰富。

人在生病之后更要节制饮食，吃简单的饭菜，吃一点小米粥、大米粥、烂面条之类，简单好消化的，减少脾胃负担，身体才可以专注抵抗疾病。有一部分人时时刻刻追求增加营养，生了病更要增加营养，发热了还继续大鱼大肉，结果往往造成疾病缠绵难愈。当然这里面也要有个度，不要走极端。如果一个人是因为营养不良而生病了，对于他来说确实需要增加营养，这是需要注意的特殊情况。对于大多数情况来说，饮食过度的问题更加突出。

现代饮食还存在一个食物品质的问题。我们在临床中发现，如果一个人频繁在卫生条件差的街边小摊吃饭，或者长期吃口味重的外卖盒饭，或者吃品质不高的深加工食品，持续三五年以后一般都会出现比较明显的疾病，这就是由这些品质低劣的食物引起的。这里有两个因素，一个是食物用料品质低劣，给人体消化吸收和代谢带来很大负担，很多成分是人体难以代谢的；另一个是这些饭菜味道特别夸张诱人，就像浓妆艳抹、烈焰红唇的美女，它本身就是为了刻意刺激人们的食欲而设计，所以会进一步导致饮食过量。而如果我们在家自己做饭，吃几年时间大概率不会生病。因为自己在家里做饭，通常食物材料优质，色味平淡朴素，平平淡淡最养人。

在门诊上经常观察到这样的现象：现在的孩子喝牛奶太多、吃水果太多、吃肉太多、吃零食太多、喝饮料太多、吃冷饮太多等，成年人喝酒太多、吃肉太多、喝茶太多等，这些都是导致疾病发生的最常见因素。

因此，在物质生活非常富足和饮食条件特别便利的今天，我们更要保持警惕性，警惕饮食过度的损伤。我们最终是要有养性的观念，控制口腹之欲，保持健康的生活方式。

身心是一体的

抱朴子曰：人之一身，一国之象也。胸腹之位，犹宫室也。四肢之列，犹郊境也。骨节之分，犹百官也。神犹君也，血犹臣也，气犹民也，知治身则能治国也。夫爱其民，所以安其国。惜其气，所以全其身。民散则国亡，气竭则身死。死者不可生也，亡者不可存也。

抱朴子说，人的整个身体就像一个国家。把人体与一个国家进行类比，把人体与天地自然相类比，都是一样的思维方式，这就是中医的基本思维方式，是取象比类的思维，也是天人相应的思维。不光中医，传统文化中的道家、儒家思想也一样，注重取象比类和天人相应。一个人能够诚意正心齐家，才能治国平天下，就是人、家、国的类比。一个人就是一个小家，一个家就是一个大的人，一个国就是一个大家，一个国就是一个大的人身，这都是类比的。

所以一个人做人做不好，那他这个家也搞不好；他的家搞不好，让他治理国家也不行。所以养性做得好、养生做得好、身体搞得好、心情心态心性搞得好的一个人，他的家庭一定是和睦的，他的生活质量也很好，因为家和人是相应的一套。如果家是和睦的，在家是慈父、是孝子、是合格的丈夫，他会违法乱纪吗？不可能。这就是《论语》讲的，如果一个人在家里“能孝能悌”，做得很不错，他就不可能做违法乱纪的事，他的身体健康也不可能很差。反过来，养生做不好的、没有很好去修心养性、身体很糟糕的人，他的家庭也免不了有问题，在社会上职业生活肯定也会有问题，这是同样的道理。人在不同层次的表现都是彼此相应、互相匹配的。

人体和一个国家有类似之处，比如人的胸腹就像皇宫，外周四肢就像郊区，各个关节就像各个省、各个领域的官员，那么谁是国君？人体的“神”，就是精神意识，包括情绪、情感、思想等高级精神活动，它是我们的国君。身体的血是臣，身体的气是民。这样类比以后，我们就知道如何调理身体、如何治理国家了。

神是国君，气血是它的臣民。国君和臣民之间是什么关系呢？它们有两层关系。

第一层，神能指挥气血。这就是前面说的，精神是气血的指挥官。把精神调顺了，气血就顺了。如果精神是扭曲的，那么气血一定是扭曲的；如果精神是紊乱的，那么气血也一定是紊乱的。因为气血是在精神的指令下活动的。由明君领导老百姓，必定国家繁荣；由昏君领导老百姓，肯定乱七八糟。这就是《黄帝内经》讲的“上工治神”，高明的医生主要是治神，养生也贵在养神，养神就是养性。前面讲养生要“恬憺虚无，精神内守”，也是强调养神，让精神安闲清静。精神得到治理，气血自然就得到了治理，就不会生病了。

第二层，就是反过来看，正如臣民供养君主一样，气血可以滋养神。人体的神是离不开气血的承载和滋养的，身体内气血不畅，它会导致精神也出问题。如果气血耗尽神也就消散了，身体也就死亡了。这是“民散则国亡，气竭则身死”，死亡之后就不能复生。“夫爱其民，所以安其国。惜其气，所以全其身”，正如国君爱护臣民，国家才能安定，我们的精神知道珍惜气血，才可以保持身体健康。

因此，人体的神和气血之间存在指挥与被指挥的关系，也存在相互依存、相辅相成的关系，在发病过程中表现为互为因果、互相影响的关系，在养生过程中要追求互相统一、身心兼顾的关系。有的是神病引起了气血病，有的是气血病引起了神病。身体疾病会受精神因素的影响，精神疾病会受身体因素的影响。所以在治病或养生的时候要两方面兼顾，既要养神，也要养身。中医自始至终都是身心医学。

养性就是治未病

是以至人消未起之患，治未病之疾，医之于无事之前，不追于既逝之后。

“至人”，是精通养性之道的圣贤。他们是怎么养性的呢？“消未起之患，治未病之疾，医之于无事之前，不追于既逝之后。”精通养性之道的圣贤都是在没有出问题的时候就提前消除隐患，在疾病还没有形成之前就提前治疗，不会等发生严重疾病以后再在那里追悔莫及或者亡羊补牢。这一段跟前面《黄帝内经》治未病思想一样，重在预防，重在避免疾病的发生，重在提前消除疾病于萌芽期。

治未病的效率是很高的。在疾病未发生之前，一般有个酝酿期，这时身体已经露出将要生病的端倪，我们在这时就采取措施消除疾病。这时候任何措施都是高效的，很容易就取得很好的效果，用很小的代价就可以把疾病消除在萌芽期。如果等疾病成形以后再治疗，就会发现疾病都很难治，费了很大代价，用了很长时间，吃了很多药，并不见得能取得多少效果。因此，智者都会选择治未病，而不会等着亡羊补牢。

夫人难养而易危也，气难清而易浊也，故能审威德所以保社稷，割嗜欲所以固血气，然后真一存焉，三一守焉，百病却焉，年寿延焉。

人的身体很珍贵，也很脆弱，健康很难保养，但很容易毁坏。就像气血很容易混浊，而很难变得清净一样，也就是俗话说的“破坏容易建设难”。这是警示我们，平时要提前好好保养身体，好好维护健康，避免发生破坏后被动弥补。对于国君来说，只有平时树立威德，才能保持国家安定。而对于人体来说，“割嗜欲所以固血气”，只有通过养性把那些乱七八糟的欲望减少了，才能固守住气血，因为那些欲望都是在消耗气血。如果能做到减少欲望，固守气血，就可以让元气充满，精气神长存，避免得病，自然就延年益寿了。

第九讲 摒除外缘，养性入道

养性之道讲究两个原则，一个是中和适度，一个是节约精气。

中和适度，是在劳逸、情志等方面保持适度，不过度，不走极端，保持长期可持续性的生活方式。

节约精气，是在日常生活中的一切身心行为都以节约精气、减少损耗为原则，避免精气神的过度消耗，保持精气神充满、气血平和有序的健康状态。

如果能做到这两个原则，就可以对外不受外物的诱惑，对内思无邪，这就是由养性而入道了。

服药不养性，等于一场空

前面已经把《千金要方·养性序》这一篇内容讲述完毕，下面开始进入《千金要方·道林养性》这一篇，这两篇合起来就是《千金要方》中关于养性知识的完整内容了。

道林是个人名。唐代以前有很多养生家，其中一个叫道林，还有张湛、抱朴子、葛洪、嵇康等。这一篇引用道林这位养生家的论述。

真人曰：虽常服饵而不知养性之术，亦难以长生也。

道林真人说，即使经常服用一些养生药品、保健品，如果不知道养性的话，也很难延年益寿。这里他提到两种养生方法，一个是服饵，就是服用各种食品、药品、补品等；另一个是养性之术，就是前面讲的养性，全面深刻地修心养性，调整精神情志状态和生活方式。一般人都会狭隘地把养生理解为吃点什么灵丹妙药，而忽视了养性。这里再次强调，养生取得成效的关键在于养性，不养性的话做其他方法都用处不大。

养生是如此，治病也是如此。如果仅仅依赖服药治病，而不改变错误的生活方式，不修正情志和心性等方面的缺陷，很多慢性病是很难治愈的。一个人虽然吃着各种保健品养生，吃着名医开的良药治病，但是纠结焦虑的心态不改变，名利欲望之心不能约束，情绪过度控制不了，精神内耗消除不了，身体健康是很难改善的。

这个方面是很多人的认知短板，不仅很多患者缺乏这个认识，很多医生和养生者也对此认识不够，因此这个问题需要特别强调。

养性贵在中和适度

养性之道，常欲小劳，但莫大疲及强所不能堪耳。且流水不腐，户枢不蠹，以其运动故也。

养性之道讲究两个原则，一个是中和适度，一个是节约精气。这里以生活中的劳逸这个问题为举例，讲养性贵在中和适度的原则。

在劳逸方面，养性的原则是让身体经常适当活动、适度运动，但不要太疲劳，也不能勉强身体去做力不能及的事情。流动的水不会腐臭，经常转动的门轴不易被虫子蛀蚀，都是因为他们经常维持运动状态。这里以流水和户枢为比喻，强调了运动的目的是“流水不腐，户枢不蠹”，是让体内气血流通顺畅，使身体的组织、腠理、肌肉、关节、骨骼、脏腑，乃至全身各处各地的气血都流通起来，不形成死角、粘连、瘀滞、挛结、积聚，这样才能保持长久的生机。

可见运动的目的不是让肌肉练多大、力量提高多少，不是对外干活儿。因此，正确的运动方式，一般是保持适中的强度、舒缓的节奏，跟着身体感觉走，能够适当地活动开就行了，不能让身体太累，也不能逼迫身体强其所难。养生的运动如导引、散步等都是慢慢的、舒缓的、轻柔的，强度不大，让人活动起来后浑身轻快，轻松愉悦。

现在流行的一些运动是要用意志力去克服困难，即使特别累了或者心慌难受了还要咬牙克服，拼命锻炼，努力突破个人极限，这就叫“强所不能堪”。最后极限是突破了，运动成绩是提高了，靠意志力顶过去了，但身体的健康却受损了。一般来说，当活动到身体出小汗，或者感到疲劳或不舒服时就要停了。过了这个界限就是靠意志来逼迫身体，那就不好了。过度运动导致身体太疲劳也是不行的，那样会损伤气血。当然长期不运动也是不行的，那样气血就会滞塞不畅。

劳逸和运动只是举例说明，生活中的一切身心行为都要中和适度，不走极端、不过度，保持长期可持续性的生活方式，这是“流水不腐，户枢不蠹”的道理。

养性之道是善于节约精气

养性之道的第二个原则是节约精气，即在日常生活中的一切身心行为都以节约精气、减少损耗为原则，避免精气神的过度消耗，保持精气神充满、气血平和有序的健康状态。这一点要全面贯彻在日常精神心态和生活方式的各个细节上，生活中的身心行为都尽量少一些、欠一些，不可逞强，下面几段内容都是展开论述这一原则。

养性之道，莫久行久立，久坐久卧，久视久听。盖以久视伤血，久卧伤气，久立伤骨，久坐伤肉，久行伤筋也。仍莫强食，莫强酒，莫强举重，莫忧思，莫大怒，莫悲愁，莫大惧，莫跳踉，莫多言，莫大笑。勿汲汲于所欲，勿悁悁怀忿恨，皆损寿命。若能不犯者，则得长生也。

1. 行住坐卧不可久

“莫久行久立”，不要走路太多，也不要站时间太长。有的人为了减肥，每天暴走 10 多公里，结果体重还没下来，膝关节已经磨损坏了，这就是久行的损伤。久站的人一般是因工作需要而形成职业病，比如静脉曲张或者骨质增生之类。

“久行伤筋”，走路多了损伤筋。筋主要是指关节周围的肌腱、韧带等软组织。这个久行可以推广至所有动作持续太久，比如手指用鼠标太久，手关节的筋会损伤；打网球打得太久了，肘关节的筋会损伤；打羽毛球打多了，肩关节的筋会损伤，任何关节运动太多都会导致该处的筋受损。

“久立伤骨”，站着不动时间久了会伤害骨骼。动的时候是伤筋，不动的时候是伤骨。有一些特殊职业或锻炼方法需长时间站立，如果动作不当，比如站桩姿势不对，太极拳姿势不对，错误的姿势坚持久了就会伤骨、伤筋。

“莫久坐久卧”，不要久坐，也不要久卧。久坐现在很普遍，很多人一天十来个小时都在办公室里坐着不动，在上下班路上也是坐车。

“久坐伤肉”，主要是指损伤身上的脂肪类组织，造成脂肪代谢低下，出现肥胖、脂肪瘤、脂肪肝、高脂血症等。现在湿气大、痰湿重、肥胖的人，基本上都是由久坐伤肉导致的。

“久卧伤气”，是躺的时间久了就会越躺越乏力，越躺越起不来，这也是因安逸过度导致气血消沉。

2. 用眼过度伤血气

“久视伤血”，用眼过度会损伤血气，这个现在非常普遍。

第一个是看的时间长，一天十几个小时都在看东西。第二个是看东西太用力，看电子产品屏幕、开车看路之类，都是集中注意力使劲盯着看。如果放松地看，比如在大街上、公园里，随便看看风景也不会觉得眼睛累。但看电子产品屏幕或开车看路都是非常用力地紧盯着看，这个紧盯着的用力感对眼睛劳损很大。因为与放松地看相比，人在很用力紧盯着看的时候，存在眼肌过度紧张，更多的气血灌注眼睛，更多的代谢废物滞留眼睛，这些因素导致眼睛更加劳损。因为这个因素，当代养生大家南怀瑾先生特地给大家介绍了一个正确用眼的方法，就是看东西的时候要轻松，不要太用力，不要把眼神盯在物体上，而是把物体的精神收到自己眼睛里来。南先生说的这个方法，就是看东西时眼睛用力的方法。眼睛盯着向外用力过度会导致精气神损耗过多，眼睛向内收着点力，轻松看东西就不会损耗太多。

第三个是现在看的东西亮度太强。电子产品屏幕本身亮度太大，对眼睛刺激太强。即使看一些不发光的东西，也因为周围太多人造光源，造成对眼睛的光刺激偏强。看这些亮度较强的东西眼睛劳损特别快，而在自然光下看自然的东西就轻松很多。

中医认为，眼睛是肝所主，而肝也负责藏血。所以眼睛劳损就会伤肝，进而伤血。用眼过度不仅仅是眼睛这个器官的劳损，全身的血气都会损耗。伤血之后，首先是视力下降，出现近视、眼花、畏光，这些很普遍。很多人年纪不大眼就花了，主要是由于长时间在室内坐着看电脑，一出去就感觉头晕眼花，两眼空洞，聚不了焦，看太阳都晃眼，这就是中医书上常提到的“目视𥆧𥆧”。血虚之后还会进一步引起别的症状，如全身疲惫、两眼无神、面色无华，整个人看起来很憔悴。所以看了一天电脑的人，哪怕根本没干活，光坐着看电脑，一天下来也会变得很憔悴，感觉被抽空了，这就是久视伤血。

久视还伤神。眼睛是心神对外的窗户，一个人有没有精气神、精神面貌怎么样，看他的眼睛就清楚了。看一个人的脸，如果两眼无光，不聚焦，茫然无神，那他不光是疲惫，他的精神状态都可能有问题，脑子浑浑噩噩，注意力不能集中，这就是伤神。

久视伤血、久视伤神的情况现在很普遍。如果免不了看电脑、看手机，那就尽可能看得轻松点，别太用力盯着看，每隔片刻就移开目光看看别的，尽可能抓住零碎时间闭目养神，不必要看的尽量少看。

3. 饮食劳动莫逞强

“莫强食，莫强酒”，吃饭喝酒不能过度、不能勉强。你看那些做吃播的人就知道，他们的健康问题肯定少不了。还有经常酗酒劝酒的人，都在用吃饭喝酒的事情挑战身体的极限，勉强身体、逼迫身体。每个人的饭量、酒量大小不同，也不能整齐划一，要根据自己的感觉，听取身体的声音，保持适度，不能强求。

“莫强举重”，这个之前说过了，不要做任何超过自身能力的事，包括体力上、才能上、精神上等。体力好理解，才能方面很多人不注意，比如说没有当领导的才能却勉强担任这个职位之类，对人的身心是一种巨大消耗。精神上，比如对于一个怯弱的人，不能强逼着他做勇敢的事情，那也是精神损伤。力所不逮而强为之，这方面可以举一反三。

4. 情绪过度怕积累

“莫忧思，莫大怒，莫悲愁，莫大惧”，这是说情绪不要过度。情绪过度对身体健康的损害我们都知道了，但是这里面有个问题，就是很多人并没有意识到自己情绪过度，大部分人就生活在这个情绪过度的状态而不自知。我们要经常反思一下自己是否存在情绪过度。

思虑过度的人每天翻来覆去想同一个问题，还是觉得这个问题必须去想；急躁易怒的人每天说话都像跟人吵架似的，可是他没有意识到自己的状态；经常忧愁的人也没发现自己过于忧愁；整天担心孩子的成绩、担心工作而焦头烂额的人，也没有觉得自己生活中充满了恐惧。现在生活和工作节奏快，生活、职业、育儿、人际关系等各方面都让人充满不安全感，每个人都像热锅上的蚂蚁，日复一日地奔波操劳，早已适应了自己的生活状态，以至于根本不会去反思自己，不会去观察自己的身心状态，因而就出现了对自己完全不自知的情况。因此，我们首先要有这个反省和自察的意识。

还有一部分情绪波动的强度比较小，但长期持续、日积月累之后，它的伤害比激烈的情绪波动还要严重，这种可以称为“静力性情绪波动”。这种持久性、小幅度的情绪波动就像温水煮青蛙，让我们在不知不觉中就受到了损伤。这种静力性情绪波动，实际上在潜移默化中已经深入一个人的潜意识，以至于人们受其影响越深，越不能发觉其存在。很多人你问他焦虑吗，他说不焦虑，实际上他潜意识一直在焦虑，甚至他的身体已经为此而发生了改变，他还没有发现罪魁祸首在哪里。非得等他有朝一日生活大有改观，志得意满之后，或者退休以后，体会到那种真正的放松以后，才恍然意识到自己以前那么紧张焦虑。当然，这方面就是医学心理学所聚焦的内容。我们对自己的情绪多一些观察，多一些觉知，就会发现情绪里隐藏着很多不良成分。比如我们可以每天抽几分钟时间静坐那里闭目养神，观察内心，就会发现自己乱七八糟的情绪太多了，随着逐渐观察，内心的情绪就会逐渐澄清下来。

“莫跳踉”，就是别肆意跑跳。“莫多言、莫大笑”，说话不要太多，不要大笑，多言和恣笑不仅伤气，还会伤神，让人的心态不稳，情绪波动，精神涣散。

5. 原谅别人就是放过自己

“勿汲汲于所欲，勿悁悁怀忿恨”，不要沉迷于追逐欲望，这个前面讲过了，这里侧重注意下第二点，不要经常心怀愤恨。心怀愤恨这个影响很大。有不少人心里老有不平之心、愤愤不平，老觉得别人错了，别人都对不住他，社会对他不公，心里有意见没法释怀。具体都是为了一些鸡毛蒜皮的小事，比如家庭不和、婆媳矛盾、职场矛盾，每天看谁都带着气儿，心里老暗暗较劲儿。这种愤恨之心就会让人逐渐产生疾病。

以前有一个人叫王凤仪，专门通过调整情绪来给人治病。他认为一个人心里的“怨恨恼怒烦”叫“五毒”，五毒为病根，是很多疾病的根源。其实怨恨恼怒烦里面，最根本的就是怨恨、愤恨，其他情绪都是由愤恨派生的。这怨恨恼怒烦通常是由生活中一些琐事积累下来的，往往还是与比较亲近的人之间产生的。亲人、家属、朋友、同事等关系密切的人，因哪件事对不住他了，这种怨恨恼怒烦他在心里能存半辈子，几十年还不原谅那个人，一直愤愤不平。这种负面情绪经常会给我们带来一些长期的隐疾，但自己还不知道。王凤仪就是注意到这个原理，通过给人讲这些情理让人幡然醒悟、豁然开朗，醒悟后就好像心里的一块石头被搬开了，会意识到别人有对不起我们的地方，我们也有很多对不住别人的地方。当我们痛改前非，原谅了他人，不再记恨他人了，就会突然感觉身体非常轻松通泰，一下子病就没了似的，如获新生。

这有很多实实在在的病例，相当于一种心理疗法。我的患者中也常有人反馈，当他自己想通一件长期未能释怀的事情后，一些长期的病症很快就自愈了，体质也大有提升。把内心的病根疏通，把心结打开了，一念之转，将愤恨放下了，一下子就感觉不只身体轻松，整个生活马上焕然一新。原来天地这么开阔，原来阳光如此明媚。回想一下，之前我们还生活在一个阴霾的世界，谁让我们生活在阴霾的世界？是我们自己。那个人虽然对不住我们，但是我们在那里愤恨的过程跟他已经没关系了，只是自己在那愤恨，自己认为不原谅他，实际上是自己在折磨自己，自己不放过自己，然后自己病了，跟他没关系，人家该吃吃该喝喝。

所以要记住一句话：原谅别人就是放过自己。反过来，不原谅别人其实是惩罚自己。这是从很多患者身上惨痛的教训里总结出来的。

怎么才能把这种不良情绪释放掉呢？就是原谅别人。他人虽然有很多对不住我们的，但都过去了，放下这个事就能轻装上阵，心里就轻松了。放不下的时候，每天都生活在压抑的状态，很多的疾病就是以此为根源的。可能有的人一开始不相信这个事情，需要慢慢地观察，需要生活的阅历。我们 20 岁的时候不相信这个事情，身上的病怎么能是由心里这种情绪引起的呢？等我们到了 40 多岁、50 多岁，观察的人多了，经历的事多了，就会发现确实是这样的，很多人的痛苦都是因为不原谅别人而自己折磨自己，心结打不开，身体就被封印了。

还是前面说的道理，神指挥气血。一个人如果精神压抑，心态阴暗，内心充满了怨恨恼怒烦，心结打不开，他的气血就不可能顺畅，一定会郁结。气血郁结了首先会带来功能性疾病，身体会感到难受，时间久了就会导致器质性疾病，比如长肿瘤，这是很大的一个病根，所以说“皆损寿命”。

《论语》提到：“子贡问曰：有一言而可以终身行之乎？子曰：其恕乎。”就是把宽恕原谅别人作为终身行之的修养标准，也是养性的重点内容。虽然是原谅别人，实际受益的是自己，自己的心性和身心健康都会因此而得到提升。

养性要做到十二“少”

养性之道贵在节约精气，因此养性之人在生活中要做减法，要注意十二“少”，就是在这十二件事情上尤其需要做减法，减少精气消耗。

故善摄生者，常少思，少念，少欲，少事，少语，少笑，少愁，少乐，少喜，少怒，少好，少恶。

“少思”，就是减少思虑，让自己的思绪简单清静，一件事情思考一下马上就得到结论，马上就去执行，不要反复思虑，谋而不断。

我们都熟悉一句话，“三思而后行”，认为做事前应该多考虑。其实这是误解。这句话出自《论语》，原文是：“季文子三思而后行。子闻之曰：再，斯可矣。”季文子这个人做事都要三思而后行，要考虑很多次以后才付诸行动。孔子听到后说，考虑两次也就够了。孔子不赞成三思而后行，因为思虑太过就会出现顾虑重重，优柔寡断，更难以得到正确决断，也不利于开展行动。一般情况下对一件事最多思考两次就可以下结论、拿主意了，就可以付诸行动了。思虑多的人实际上是决断力和行动力缺乏，往往在反复思虑中失去了行动的机会，最终一事无成。而且思虑过多的人还会过度消耗心神，损害健康。

仔细观察那些成功人士，一般都是非常果断的，他们思维敏捷，善于决断，勇于行动，执行力强。在思考时能够一下子抓住问题本质，就不需要反复琢磨。在行动时能够迎难而上，就不会优柔寡断。这里面体现的思考力、决断力、行动力都是他们获得成功的基础，也是节约精气、维护健康的基础。而那些思虑重重、优柔寡断、磨磨叽叽的人很难获得成功，是思考力、决断力、行动力三者都缺乏的缘故。而这种思虑过多的人内耗大，劳神多，事情还没想明白已经把自己累得不行了。所以要注意不要进入思虑过多的陷阱。当然少思并不是不思考直接蛮干，而是不要思虑过度，要善于决断。

“少念”，少挂念，不要老是有事挂在心上。挂念不是思虑，不是思考，而是对一件事情挂在心上放不下。这个念想太执着，时间久了，也会阻碍气血运行而影响身体健康。最典型的就是相思病，心里老念想着另一个人，慢慢就导致茶不思，饭不想，全身气血和精气神都被卡住了，滞塞不行，人就萎靡不振了。再比如想家、乡愁，也是如此。人在外地想家了之后，也会慢慢寝食难安，气血郁结。

每个人从小到大或多或少都会有一些不愉快的经历，或者痛苦的回忆。经过一段时间后一般都会把它们逐渐淡忘，忘记也是放下负担。如果总是沉浸在过去的回忆中，对痛苦的经历念念不忘，人不但没法过好现在的生活，身心健康也会被拖入泥潭。这种淡忘也是一种少念的表现，也是为了保护身心健康。

“少欲”，是不要有太多欲望和野心，前文讲的比较多。

“少事”，也是让我们做减法，不要做太多事，深陷于繁重的事务烦劳中。很多人因为工作太繁忙，杂事太多，每天疲于奔命，应接不暇，这对健康的损耗很大。如果能少做点事情，清闲一点，享点清福，从容安闲地生活，那是对健康有益的。但这个与人的名利欲望容易冲突，很多人做不到。追逐名利的人，那就不太可能有清闲日子，一定是被人和事团团包围。因此，要清闲少事，得先放下名利，甘于淡泊。

“少语，少笑”，不要大说大笑，大呼大叫，要少说话，少谈笑。没必要说话时就闭口不言，这是养气，就是滋养人的精气神。说话多了精气神消耗很严重，笑多了气血也会轻浮放荡，不能内敛。懂得内敛和闭藏气血的人，才能避免损耗健康。

“少愁，少乐，少喜，少怒”，这还是说要避免太多情绪波动，尽量保持情绪稳定，心如止水，神态安和。

“少好，少恶”，就是喜好和憎恶都不要太多。我们可以有各种爱好，甚至嗜好，如听音乐、唱歌、跳舞、喝茶、旅游等，但有一两个就行，不要太多。如果喜好太多的话就会成为一种消耗，让我们心神浮躁，精力耗散，精神无法专注。任何一个爱好执着太深了也不好，不能过度。所以要有个人喜好，陶冶情操，但不要让它成为负担。也不要憎恶太多，看什么都憎恶，看什么都不顺眼，那也不行，那样就会情绪不畅，气血郁结。无论好恶，执着太多了都有损我们心态的平和，有损身体健康，应以中和淡泊为好。

行此十二少者，养性之都契也。

如果我们能注意施行这十二“少”，减少这十二种行为，这十二少也是举例说明，要我们举一反三，在生活各方面去如此审视，就符合了养性的原则。

养性要去除十二“多”

养性之人还要去除十二“多”，这十二件事情不能多做。这十二“多”也是举例说明，代表生活中所有过度损耗人的精气的行为。养性的原则是节约精气，因此要避免各种过度损耗精气的行为。

多思则神殆，多念则志散，多欲则志昏，多事则形劳，多语则气乏，多笑则脏伤，多愁则心慑，多乐则意溢，多喜则忘错昏乱，多怒则百脉不定，多好则专迷不理，多恶则憔悴无欢。

“多思则神殆”，思虑太过就会耗竭精神。

“多念则志散”，念念不忘的东西太多，就会令人神志涣散，精神不能集中。

“多欲则志昏”，欲望过多会让人神志昏乱。

“多事则形劳”，事务太繁多就会让形体操劳。

“多语则气乏”，说话多了就耗气，让人虚乏。

“多笑则脏伤”，笑得太多五脏就会受损伤。

“多愁则心慑”，人发愁太多了就会多愁善感，杞人忧天，心神不定，犹如惊弓之鸟，动辄心惊肉跳。

“多乐则意溢”，欢乐过度的人神志就散溢了，心神涣散、狂乱不宁。

“多喜则忘错昏乱”，高兴过度的人心神昏乱而多忘。整天太开心了，慢慢就玩物丧志，精神弛废了。

“多怒则百脉不定”，生气多的人气血就乱，百脉不定。生气对气血的影响特别剧烈，一生气气血就上头，血压可能马上就从“120”冲到

“180”，脑血管一下子就鼓起来了。经常生气的人，脑血管会经常鼓起来，不知哪一天就爆了。因此多怒会使血脉发生紊乱。

“多好则专迷不理”，嗜好太多的人就会失去专注力，做事没有条理了。如果一个人什么都喜欢，整天东一头西一头什么都喜欢做，那么他大概率会三心二意，无法专注，做事情没有条理，最后自己也无所适从了。

“多恶则憔悴无欢”，对什么都厌恶的人整天憔悴得很，闷闷不乐，不开心，负能量太多，整个人阴沉沉、凄惨惨。

此十二多不除，则荣卫失度，血气妄行，丧生之本也。

这十二“多”如果不去除，营卫气血就会失去秩序，气血运行紊乱，这是得病的根本。这十二多基本上与前文十二“少”相应，也是举例说明，我们可以举一反三，凡是过度消耗精气、引起气血紊乱的事都不能多做，要刻意做减法。所以你看，失去健康的根本是这些事儿，主要是围绕心性、心态和生活方式，吃什么东西还真不是最重要的。

养性可以入道

惟无多无少者，几于道矣。

既去除了十二“多”，又做到十二“少”，我们就在生活中做到了养性之道的两个原则，一个是中和适度，一个是节约精气，这样的状态就接近道了，就符合自然规律。这个原则本质就是走中和之道，凡事讲究一个度，做事不走极端，选择走不偏不倚的中和路线，既不太偏向这边也不太偏向那边，这是道。

养性做得好的人就可以接近道，这就是养性得道之路。我们经过养生、养性，有所心得，有所收获以后，再看《大学》《中庸》《论语》《孟子》《老子》《庄子》等传统文化典籍，就会发现自己逐渐都能理解，甚至很多内容都能做到。因为养性后已经接近道了，在养性这件事上直接就修道有成了，步入圣贤君子之列一点也不难。所以一边养性，一边发现传统文化各领域讲的圣贤之道离我们越来越近，原理都是相通的。

是知勿外缘者，真人初学道之法也。

初学修道或养性的，要摒弃外缘，摆脱外界因素对我们的诱惑、干扰、牵引，或者说不要向外攀缘，不要追着外面的东西跑。别人气你一下你就哭，别人逗你一下你就笑，追逐外面那些东西的诱惑，这都是外缘牵引，心性不能自主，这都不好。前面讲的十二“少”、十二“多”等，都属于外缘牵引，我们要避免被它们牵着鼻子走。我们精神守内，反观自心，守住自己的清明与笃定，不受外物外缘的绑架，才能好好养性，这是初学道的方法。

若能如此者，可居温疫之中无忧疑矣。

如果能这样摒除外缘的话，即使处在瘟疫之中，也不用担心。因为心神很安定，我们合于道，我们的身心都处在中和通泰的健康状态，一团正气，或者叫浩然之气，能够做到摒除外缘我们自然就有浩然之气。我们坐在这儿感觉自己顶天立地、鬼神无欺，来什么事情都不怕，有一种正大光明，豪气惊天，就是有这种精气神。这种状态不是说能力有多大，而是心地光明产生的精神力量。有了这种状态之后，传染病也不容易传染我们，别人焦虑我们不会焦虑，身心各方面的免疫力都会提高，这是养性有成，身心比较和谐的状态。

既屏外缘，会须守五神（肝、心、脾、肺、肾），从四正（言、行、坐、立）。

既然已经能够不受外界因素的影响，我们就能精神守内，用我们的精神守住我们的五脏（肝、心、脾、肺、肾），生活起居符合行、住、坐、卧正确的规范。这个简单说就是收心，把追逐外缘的心神收拢回到身体上来，在行住坐卧之中保持心神守舍，安定而专注。这就是形与神俱的养性最高境界。

言最不得浮思妄念，心想欲事，恶邪大起。故孔子曰：思无邪也。

养性有道的人能够精神守内，形与神俱，他们说话不会太轻浮，不会说一些乱七八糟的妄言，不会胡思乱想、妄念纷飞。他们不会在心里对各种欲望想入非非，不会起恶念邪念。这是一种精神纯粹、心念清净、心态安和的状态，这就是孔子所言的“思无邪”。思无邪就是心里一股浩然之气充满，堂堂正正，坦坦荡荡，清清静静，这个状态就是养性入道的状态。

第十讲 养性之人可学黄帝内视法

在养性入道之后，已经能够摒除外缘，心思纯净，就可以继续提升，学习黄帝内视法，一种通过内视存想来提高体质的方法。

内视是利用心神和气血的关系，以自己的心神向内反观，以心神导引气血、凝聚气血，实现神气相依，自我疗愈。

什么是内视法？

常当习黄帝内视法。

这里介绍了一个黄帝内视法，是一种用存想的方法观想五脏，从而提升体质的方法。因为它观想的是自己体内的五脏，不是用眼睛看，眼睛只能看外面，而是用自己的意识向内去看、去观想，所以称为内视。

内视法需要在养性的基础上开展。如果没有养性，整个人的状态是心气浮躁、情绪不调、欲望牵引，是没法进行内视的。一个养性有成的人，已经可以摒除外缘，不受外物和欲望的诱惑，心性恬淡而静定，心神能够守内，这就具备了内视的条件。因此，只有养性的人才可以进一步学习内视法。

在了解内视法之前，我们先了解一下眼睛看和意识看的区别是什么。其实人能看到东西，并不是单纯用眼睛看到东西，而是意识借助眼睛看到东西。意识是看东西的主体，眼睛是看东西的工具。看东西时意识先向眼睛派遣注意力，眼睛在这个注意力的参与和主导之下才看到东西。所以当我们心不在焉的时候，就会视而不见。其他感官也是同理，当我们心不在焉的时候，也会听而不闻、触而不觉。意识的注意力是有限的，会在不同感官之间分配，分配是不平均的，所以不同感官各有强弱。一般的人都是眼睛获得的注意力最多，所以视觉信息最丰富；而盲人的注意力会被更多地分配到听觉和触觉，所以其听觉和触觉比一般人更强。因此，我们要想提高某个感官的灵敏度，就要减少分配给其他感官的注意力，甚至把其他感官关掉，把注意力集中在这一个感官上。所以道家经典《阴符经》说：

“瞽者善听，聋者善视。绝利一源，用师十倍。”

内视就是我们把所有对外的感官都关掉，不仅仅是视觉，还包括听觉、嗅觉、味觉、触觉，以及胡思乱想的散乱意识也要关掉。眼耳鼻舌身意就是所有感官和散乱的意识活动，一共6类，不给它们分配任何注意力，眼睛不外看、耳朵不外听、鼻子不外嗅、身体不外触、思想不乱想等，这样心神才能向内收。这必须通过前面说的摒除外缘的方法来实现，自己的注意力不再追着任何外界的牵引散乱而走，才能把注意力集中到对内的观察上。对内的观察不是用眼睛，而是用注意力，也就是通过大脑直接联系的体内所有神经网络。当意识不断地把注意力集中投射到体内之后，随着反复练习、深入强化，会逐渐增强意识对体内脏器或组织的感知能力，提高感知灵敏度，日久功深以后，体内的情形就可以了然于胸，呈现于脑，这就是内视的原理。在内视的过程中，还可以有意地导引气血，就是观想气血运行的动态秩序。由于心神能够指挥气血，这种观想就可以导引气血，使之逐渐回归正常运行状态。

内视法在古代经典中经常被提到，像《庄子》《抱朴子》等都重视内视法的运用。《庄子·在宥》言：“无视无听，抱神以静，形将自正。必静必清，无劳女形，无摇女精，乃可以长生。目无所见，耳无所闻，心无所知，女神将守形，形乃长生。”这是讲在关闭眼耳口鼻对外感官的视听之后，让心神守静，人的形体就会自然回归正常状态。当我们眼睛耳朵不向外看和听，思想也不向外散乱时，自己的心神就会内收以守形，心神固守于身体之内，身体就可以延年益寿。

《抱朴子·用刑》曰：“譬存玄胎息，呼吸吐纳，含景内视，熊经鸟伸者，长生之术也”，认为呼吸吐纳和内视之法，都可以实现延年益寿的效果。《抱朴子·论仙》曰：“学仙之法，欲得恬愉淡泊，涤除嗜欲，内视反听，尸居无心”，认为学习仙道的方法，是在恬淡少欲的养性基础上，进行内视反听，让心神清虚无为。内视是用意识向内看，反听是用意识向内听。《抱朴子·至理》曰：“反听而后所闻彻，内视而后见无朕”，认为反听可以听觉洞彻，内视可以视觉通达。《抱朴子·释滞》曰："内视于无形之域，反听乎至寂之中"，内视反听可以洞察无形无音的地方。《抱朴子·辨问》曰："闭聪掩明，内视反听，呼吸道引"，这里提到的修道方法，包括闭目塞听，内视反听，呼吸导引，也都是我们前面讲到的。从这些论述我们可以看到，内视法也是形与神俱的一种状态和应用方式。

这里的黄帝内视法是内视法的基础版和经典版，后世所有内视方法其实都离不了这个基础，内核都是一样的，可以举一反三，触类旁通。

黄帝内视法怎么操作？

在上一节中，孙思邈说：“常当习黄帝内视法。”这里首先强调一点，就是应当常常习练。一方面必须经常反复练习，持续练习，日积月累才有效用，这不是一朝一夕就可以的；另一方面就是必须亲身实践。这里说习而不是学，习强调的是实践操作，不是单纯知道了、理解了就行。《论语》曰“学而时习之”，就是学习了之后还必须常常实践，学习和实践是不同的。很多人容易犯这个错误，就是一旦学会了就搁置一边而不反复实践，这样就不能得到成效。

1. 内视五脏法

存想思念，令见五脏如悬磬，五色了了分明勿辍也。

在做内视之前，先有个安身的姿势。比如可以坐在那里，也可以躺在那里，得有个比较舒适且放松的姿势，方便进入不受外界干扰、心无杂念的安静状态。当然如果非常熟练以后，就可以更灵活一些，行住坐卧都可以进行内视练习。

坐好之后闭上眼睛，把眼耳鼻舌身的感官都收回来，使胡思乱想的杂念也平复下来。然后集中注意力，用注意力向身体内部“看”，不是用眼看，而是用心“看”，就是存想。用意识的观想能力，在体内想象出五脏的形象，并且固守住这个图景，让它持续定格在观想之中，不要中断。如果中断了就再次观想继续保持。在观想的图景里，想象自己看到五脏挂在胸腹之内，就好像悬挂的钟磬一样。肝脏挂在自己体内的左边，肺脏挂在右边，心脏挂在上边，肾脏挂在下边，脾脏挂在中间。而且五脏分别呈现五种颜色，一个一个非常清楚、鲜明，散发着光泽。肝心脾肺肾的颜色分别是青赤黄白黑，肝脏是青色，心脏是红色，脾脏是黄色，肺脏是白色，肾脏是黑色。

这里讲的五脏是中医里的五脏体系，跟现代解剖学的脏器不太一样，不是一一对应的。中医的五脏实际上把人体所有内脏按照功能划分为五个系统，每个系统都涉及众多的脏器，它们互相配合而协同实现整体功能。所以中医的五脏是一种经过系统思维加工后的产物，经过抽象提炼，又被赋予形象色彩的功能模型。在身体里观想五脏实际上是比较虚拟的形象，就像五个磬一样挂在胸腹腔就行了。看这里说五脏的“五色了了”，就知道这是中医抽象提炼以后的模型化五脏，他们根据五行关系分别具有五色形象。五行是木、火、土、金、水，在五脏则对应肝、心、脾、肺、肾，在五色则对应青、赤、黄、白、黑。这里观想的五色就是五脏具有的这五种颜色。

这种内视要坚持练习，每天都练，多多益善。有时间就练，在心里把五脏在体内悬挂着的图景观想出来，在这个过程中不再想别的事，不要有别的杂念，保持这个图景在脑子里定格。日积月累之后，就无论睁眼闭眼都能看见自己的五脏，能感觉到体内气血的运行，这就是黄帝内视法。

如果想象力、精神力比较强，五脏都能观想出来，在体内挂着，分别有五种颜色，散发着五种光泽，那就可以五脏一起观。

如果同时观想五脏有点困难，脑子有点乱，不能集中注意力，也可以先观想其中一个。比如先观想肝脏在这挂着，过两天再观想心脏，一个一个逐渐增加，最终能把五个一起观想出来。这个顺序可以按照五行相生的顺序来，依次观想肝心脾肺肾。

也可以哪个脏有病就观想哪个脏，根据疾病情况来观想。比如平时有心脏病就观想心脏，观想胸中挂着红色的心脏，像太阳一样红、一样光明。肾脏有病的就观想肾脏，观想在腹部下方挂着一个发着黑光的肾脏。以此类推，观想病脏。

还可以按照五行生克关系，观想与病灶相关的脏。比如肝脏有病，可以观想肾脏，肝属木、肾属水，水生木，观想肾脏可以帮助肝脏。其他五脏依此类推。

在内视观想过程中最重要的就是专注。观想到了就专注地想着它，哪怕坚持不了很久，5 分钟、10 分钟也行，也要专注。时间可长可短，在条件许可范围内时间越长越好。在这个过程中不要再胡思乱想别的事，不要念头散乱，心猿意马。中间万一想到其他杂念了，觉察到就赶紧回来继续专注在内视这个事儿上就行。

内视五脏时一般情况下以坐姿为佳，可以坐在椅子上，身体坐正，放松，别较着劲儿。也可以用站姿，像站桩一样。站姿要注意放松，膝关节稍微弯曲，不要像站军姿那样绷着劲儿。对于身体特别弱或者疲劳的人，也可以用卧姿，只是要避免陷入昏沉或睡眠。当然，如果我们失眠，也可以在睡觉前躺在床上做这个内视，观想着慢慢自然入睡，也是可以的，还能帮助睡眠。观想时的呼吸以自然呼吸就行，顺其自然。

2. 意守窍穴法

各种通过内视存想提升体质的方法，基本上都是一脉同源，都是黄帝内视法的发展变化。其他的视法中较多的观想方法是意守窍穴，就是用注意力观想某个穴位或者部位，比如常用的是丹田。丹田有三个，常用的是下丹田，在肚脐下方关元穴内；还有上丹田，在两眉中心这个部位；还有中丹田，在胸部中间膻中穴内。不管观想哪一个丹田，和观想五脏原理一样，方法也类似，只需用注意力观想并意守住这个部位。比如观下丹田就意守着这个部位，里边有什么组织、什么血管不要管，就把注意力放在这儿，好像有个东西吸引着自己就可以了。观五脏也是这样，不需要仔细看五脏的血肉怎么样，只需知道这五个形象就好。

也可以观想其他身体部位，比如脚心、中脘穴等。这样就发展形成了不同的流派、不同的方法，分别具有不同的疗效，但是基本原理和操作要领都是类似的。也有观呼吸的方法，把注意力放在呼吸时空气进进出出的动态过程上，心里看着它，吸气、呼气的过程，都用注意力看着跟着。因此，各种意守窍穴的内观存想方法都可视为黄帝内视法的扩展变化。

3. 内视导引气血

内视还有导引气血的作用。原理是之前提到的“神能御气”。前面讲了，心神是身体的国君，气血是它的臣民，心神可以指挥气血。现在存想思念、观想、内视，把注意力放在身体的五脏或某个部位上，就会出现神指挥气血的作用，气血就跟着注意力往这个部位聚集，观想内视就是用注意力来导引气血。

不健康的人是形与神割裂，身体在这儿，神在别的地方胡思乱想，身体的气血就处在无主导状态，非常紊乱。如果能形与神俱，气血就能够保持秩序。内视观想就更进一步，通过注意力主动让心神去指挥气血。正常情况下气血是遍布全身各处的，它可以存于体内五脏，也可以跑到四肢末梢。内视五脏就可以把分布在全身的气血聚集到内部的五脏，养我们的五脏，就像把外面的钱都收回来，拿回到家里的保险柜。

内视观想之所以能治五脏病，就是因为它能把气血导引回来，让气血更多地养五脏。如果是举杠铃或者暴走，气血就被调到四肢养胳膊、养大腿了。气血就这么多，分配给了肌肉就给不了五脏，给了四肢就给不了五脏，注意力跑到哪儿气血就跑到哪儿，人的心神即注意力是调节这个气血分配的。普通人的注意力散乱，东想想西想想，所以气血也是乱的。如果在那里举杠铃，注意力在胳膊上，就把五脏的气血调出来，调到胳膊上，就像挪用军费来修花园。而五脏内视法正好相反，是把外周的气血调回五脏里。

为什么要内视？因为神引导气血，我们想让气血回归五脏，才能减少损耗，增进健康。为什么要意守丹田？是要把全身的气血导引到丹田。所以想着下丹田，即小腹的位置，全身的气血就往那儿聚了，片刻之后小腹部就热乎乎的，气血聚多了之后就开始产生别的变化。假如是正来月经的女性，过多的气血聚到下丹田就有危险了，因为下丹田正好在子宫旁边，血一多可能就容易崩漏，这是有危险性的。假如意守上丹田，两眉中间往里，观想之后全身的气血都往这儿来，这个地方气血多了，一会儿脸就红扑扑的，血压上升。如果这人本来就血压高，一会儿他就头晕眼花，血压更高了。

要理解这个原理，才能选用适当的方法。比如血压低的人，或者有的人清阳不升，头部供血不足，气血升不上去，观想上丹田就可以把气血调上去。如果是血压高的人，脑血管本来就充血过度，就不要观想上丹田了，可以观想着脚心，让全身气血都往脚下走，头上过多的血就下去了，血压也就下降了。如果一个人心火上浮，失眠烦躁，可以在走路时存想脚心，心火就能下行。

我以前练习真气运行法时有个感受，比如刚吃完饭吃得挺撑，就观想着中脘穴，也就是心窝部——胃这个地方，没几分钟就不撑了，消化得很快。因为观想中脘穴，气血就被导引到这儿来了，胃里血多，消化能力就增强了。

所以我们得根据体质，知道需要向哪儿导引气血。不同的方法，适合不同人、不同病情。相对来说，五脏内视法同时观想五个内脏就比较安全，没什么偏颇，没什么副作用，整体上让气血内收，属于五道之法。

观想呼吸是把注意力放在呼吸进出气的动作上，这样观想时呼吸效率就提高了，同样做一次呼吸，换氧效率会高很多。吃饭时如果把注意力放在咀嚼吞咽的动作上，消化吸收的效率就提高了，因为有更多的气血被导引到消化道。所以注意力在哪个地方，气血就聚集到哪个地方，哪个地方的工作效率就提高。假如睡觉的时候把注意力放在睡觉上，观想自己躺在这儿睡觉的状态，睡得就比较香。如果睡觉的时候在胡思乱想别的事儿，气血都被调到别处去了，就会越来越睡不着。

如果观想的是骨骼，气血就会被导引聚集到骨骼上，就会补骨骼。我有这样的体会，坐着或站着存想自己的脚和腿的骨骼，片刻之后走路就感觉两腿特别轻快，因为骨骼的气血充足了。

前面说哪一脏有病就观想哪一脏，也是因为气血被导引到这一脏后，它的工作效率就提高了，自我修复、自我疗伤的能力就提高了，最后这个病还是这个脏自愈的，我们只是帮它导引了点气血。

另外注意一点，内视观想法有一个核心要点，就是一定要柔和。我们的观想注意力要轻柔、和缓，心里轻轻地想着它、看着它、注意着它，轻轻地、柔柔地、慢慢地、缓缓地，不要皱着眉头、愁眉苦脸地紧盯着，不要用力太猛。轻柔的观想就是“文火”，给身体一个轻柔的诱导，让它自己慢慢地恢复。如果用力过猛就叫“武火”，强行干涉内脏，就会不舒服，还会产生新的毛病。如果足够轻柔，内脏自己可以双向调节，就不会有什么不良反应。

如果我们把注意力轻轻放在自己日常行住坐卧的动作上，那就是形与神俱，气血运行与肢体动作匹配，对健康有利。比如走路的时候，心里很清楚地注意到脚怎么抬起来、怎么往前走、怎么落下去，脚下踩到软的、硬的是什么感觉，一步一步地，腿、脚、大地、鞋等这些细节，在心里都能了了分明，这就叫“行禅”。可以慢慢地走，放松全身，就这么用注意力轻轻存想自己的脚步，原地走几圈，几分钟之后就发现刚才的疲惫已经一扫而空，突然精神抖擞了，这就是行禅养气的作用。走路的时候注意在走路，是行禅；吃饭的时候注意在吃饭，是食禅；呼吸的时候注意在呼吸，是息禅；睡觉的时候注意自己在睡觉，是睡禅。如果一个人每天行住坐卧都保持这样的状态，每一刻的心神都存想在当下，那就不得了了，那就是几于道。正如永嘉禅师《证道歌》所谓“行亦禅，坐亦禅，语默动静体安然”，自然是健康无病，延年益寿，整个人精神面貌也会焕然一新。

迎气法与食气法

仍于每旦初起，面向午，展两手于膝上，心眼观气，上入顶，下达涌泉，旦旦如此，名曰迎气。

这里又讲了一种迎气法，这是延续黄帝内视法的原理进行的变化。

除了做黄帝内视法，还要在每天早上刚起床的时候，面向南方坐正。把两个手掌伸平，掌心向上，平放在两个膝关节上，轻轻闭上眼睛。用心眼观气，也就是用注意力内视、观想。气就是身体里气血的运动，用内视法观想体内气血的运动，气血从身体背侧向上循行到了头顶百会穴，然后又从身体前侧向下循行到脚底涌泉穴，之后再从后面向上循行到头顶，然后再下来。体内的气血就像一个河流，在头顶和脚底之间往复循环，如环无端。每天早晨都做这个观想练习，这叫迎气，也就是用我们的心神导引气血，对体内气血的升降循行起到了诱导和推动作用。

内视观五脏是静态景象，而这个内视迎气是个动态过程。迎气时这个注意力没有聚集在某一部位，而是伴随着推动气血往复流动，让它更加通畅。如果体内存在气血郁结的地方，通过这个迎气法就可以将其疏通。

常以鼻引气，口吐气，小微吐之，不得开口。复欲得出气少，入气多。

平时要经常用鼻子吸气，用嘴巴呼气，呼吸不要用大口喘粗气，而是用很小的小口很轻微地呼气。嘴巴微微张开，似张非张，嘴唇间有一个很小的缝，轻轻地吐气，似吐非吐。

还注意要出气少，而入气多。吸气的时候吸得很长，呼气时呼得较短。

比如吸气吸五秒，呼气呼两秒，这就是一种补法。假如原来身体发冷，虚乏，做一会儿吸长呼短的呼吸之后，就会感觉身体变得热乎乎的，也感觉有力气了，这样可以补气血。一般人养生要以补法为主，因此用吸长呼短的方法。

如果反过来，呼长吸短，呼气呼得很长，吸气吸得很短，就是泻法。比如上火了，牙疼得火烧火燎的，就要用泻法，做一会呼长吸短的呼吸就会感觉火下去了。

每欲食，送气入腹，每欲食气为主人也。

这是讲食气的方法。把气“吃”到肚子里，并不是跟吃饭一样，而是用腹式呼吸法，用鼻子吸气的同时，小腹部扩张，用内视观想法导引呼吸，似乎吸气吸到了小腹，就可以把一身气血导引到小腹部位，这叫“送气入腹”。这个实际不是把呼吸的空气吸到小腹去，而是在吸气的时候借助胸腹腔的扩张动作，这个送气入腹的观想实际上促进了膈肌的运动，使得膈肌下降幅度比较深，从而使得心脏向下供血力度加大。所以食气不是“吃”空气，而是向下向内回收体内的气血，其原理仍然是四时阴阳，通过加强气血回收闭藏的方式实现补益气血的目的。

食气是一种导引气血回收闭藏的方法，也是一种特殊的呼吸方法，平常随时随地都可以练习，对身体有很大好处。无论是练习静坐，还是练习一些动作导引，都可以配合食气。所以在各种养生的动静功法中，都以食气为主。

把这些原理搞清楚了之后，各种呼吸吐纳的方法都可以触类旁通了，道理都是一样的，各家各派只不过再加上一些针对性的方法和形式化的东西。在养性的基础上运用这些内视或吐纳方法，就可以更加显著地提升体质，预防或治疗疾病。

第十一讲 养性之人身心俱稳

养性之人，对人、事、物都用一种平常心去平等看待，适当宽容一些，相互理解一些，不搞绝对，不走极端。

养性之人，无论在贫富毁誉各种环境中，都能够守道，坚守自己的心性，不被外物所动摇。

养性之人，虚怀若谷，心如渊泉，对自己的道德和智慧不自夸耀，对自己受到的不解和委屈毫不挂怀，常以深心、至诚心、恭敬心，面对一切人、事、物。

人之所以多病，是因为未曾养性。如果能够稍作内省身心，就会发现，自己的日常身心行为和思想观念中到处存在疾病的根源，很多疾病，都是由自己的身心行为导致的。

养性之人运心平等

健康的根本是养性，关键是提高人的心性和心态。养性深入到一定程度后就会发现，养性的底层逻辑是我们如何看待周围的人、事、物。

1. 爱憎喜恶不可过度

凡心有所爱，不用深爱。心有所憎，不用深憎，并皆损性伤神。亦不用深赞，亦不用深毁。

我们对任何事物的好恶、爱憎的感情都要淡化一点。特别喜欢什么东西不要喜欢过度了，特别憎恶的东西不要憎恶过头了。每种情绪，每种情感，都不宜太过度。爱憎过度往往会使人变得比较偏激，会损伤人的心神和性情，也就损伤了身心健康。比如失恋后太痛苦，是因为深爱到不能自拔，自己控制不了自己的情感，一旦失恋了就心灰意冷、焦虑抑郁，还会引起身体上食欲不振、失眠乏力等症状。

还有中年人对于子女的爱有时候容易过度，每天为孩子学习的事情焦虑，为孩子的前途忧心忡忡，把自己搞得每天睡不着觉，这其实是没必要的。因为孩子有他自己的人生道路，家长设计不了孩子的人生，孩子也不会变成家长期望的样子，他要变成他自己应该成为的样子。我们对孩子过度的爱，不但让自己劳心劳神，对孩子也是一个极大负担，甚至还可能伤害孩子。很多孩子心理压力大，焦虑抑郁，就与家长的过度关爱有关系。很多家长跟孩子之间是因为关爱而互相内耗，像谈恋爱的男女内耗一样，都是出于深爱，为了对方好，但表现的结果就是互相折磨。所以我们对孩子的爱要淡一点，适当保持距离，保留空间。

对一个东西厌恶太过，就像有洁癖一样，眼里容不得沙子，遇到一点情况就情绪激动，气血紊乱。憎恶太过的人往往心胸狭窄，长期持批判思维，看什么都不顺眼，时常有一种情绪耿耿于怀。一般而言，性情随和、心胸宽阔、与人无争、宅心仁厚才会有益健康。而对一些事物憎恶过深的人就是不随和，喜欢较劲，这要是当检察官还可以，但是在生活中就处处不利于健康了。

无论任何事物，对其过度喜爱或者过度憎恶，过度赞赏或者过度诋毁，都会在自己心里留下过重的烙印，牵引自己的心神，扰乱自己的情志，凝滞体内的气血，给自己的心性和身体带来很大损伤。

2. 于一切人、事、物运心平等

常须运心于物平等。如觉偏颇，寻改正之。

最后总结，“常须运心于物平等”。这是核心观念，就是对人、事和物都要平等相待，把有平常心，不要有过于强烈的分别心，看事情不要过于偏激。

要深入理解这个观念，就需要学习《老子》《庄子》等传统文化思想，突破看问题过于绝对的思维局限，领会到任何事物都具有相对性，而非绝对的。你认为的好人不一定是好人，你认为的坏人也不一定就是坏人，没有绝对的好人，也没有绝对的坏人。你喜欢的不一定真好，你讨厌的也不一定真坏。别人给你的印象，你给他贴的标签，都是相对的，都是片面的，都是有条件的，都是仁者见仁、智者见智的，而不是客观真实的，不是绝对正确的。明智之人都会懂得，万事万物没什么绝对的好，也没什么绝对的坏，都是相对的取舍，要看站在什么立场、从什么角度来说。换一个角度，换一个时空，换一个立场，好就变成了坏，坏就变成了好。想明白这个之后，才能谈得上“运心于物平等”。每个事物都有它存在的合理性，它的因缘、它的条件、它的立场，决定了它以这样的方式发展。你没站在他的处境，就理解不了他，就觉得他做的好像不对，其实把你换到他的位置也得那么做。所有的事情都是随着不同的条件在变，随着具体因缘而生，没有什么是绝对的。所以要运心于物平等，对于一般的人、事、物以一种平常心去看，适当宽容一些，互相理解一些，不搞绝对，不走极端。

有了上述观念，人就慢慢豁达起来了，性格就不会那么偏狭了。在这个过程中，感觉到有偏颇就及时改正，不断拓宽心胸，不断淡化偏见。所以养性其实是训练人的心性，但它跟我们的健康密切相关。凡是心性比较偏激的人，其健康不可能好，而心性比较随和的人其健康就比较好。

一个人能不能运心于物平等，性格是偏激还是随和，你一看他的面色、神情、眼神、言谈举止就能判断出来。一个人的性格心态是不是宽缓祥和，是写在他的脸上、写在他的眼神里的。情绪上的较劲，必定会给体内的气血带来冲击，从而导致气血的滞涩，最后就是气血紊乱。养性就是要做一个心胸敞亮的人，心里不较劲，气血也不较劲。

运心于物平等，来自《庄子》的齐物思想。《庄子》言："物无非彼，物无非是。自彼则不见，自知则知之。故曰：彼出于是，是亦因彼。"这提出了一种齐彼此、齐是非的思想，认为一切事物归根结底都是相同的，都是相对的，都是平等的，没有绝对的彼此是非之分，并且在不断向其对立面转化。人们对是非、彼此的刻板认知都是出自偏见，智者则能平等视之。养性之人运心于物平等，即能够通达一切事物的相对性和齐等性，才能够道通为一。

运心于物平等，也是《大学》所谓正心。《大学》言："所谓修身在正其心者，身有所忿懥，则不得其正；有所恐惧，则不得其正；有所好乐，则不得其正；有所忧患，则不得其正。"这就是说正心的关键在于避免忿懥、恐惧、好乐、忧患等各种情绪情感的牵绊和迷惑，而能时常保持心不为所动的中正平和的心境。而这个正心就是这里讲的运心于物平等，只有这样我们才能达到养性的境界，实现身心健康。

养性之人常须守道

1. 富贵不能移其心性

有了一颗“运心于物平等”的心后，在生活中还要“常须守道”，守住这颗心。

居贫勿谓常贫，居富勿谓常富。居贫富之中，常须守道，勿以贫富易志改性。

生活比较贫困不要太悲观，不要觉得会永远贫困，要相信一切都在变化，日子会越来越好；生活比较富裕也不要太乐观、骄横，不要想着永远都会富裕，要知道随时都有危机，时刻居安思危。

无论身处贫困还是富裕的处境，都要守道，守住自己的心性，不要因为贫富而改变心性。不仅要安贫乐道，安富也应乐道。道就是正确的规律，该怎么做事就怎么做事，无论贫富都是顺从规律，守住心性，做正确的事。这就是“富贵不能淫，贫贱不能移，威武不能屈”。人生中贫富穷通的境遇都会有波动，命运也是跌宕起伏，不是一成不变的。守道的人不管是在富裕的高峰，还是在穷困的低谷，他的心态都很正、很稳。贫穷的时候不会自卑，富贵的时候也不会自大，我们要的就是这种心态。如果一个人能做到这个心态，养生就没问题了。

《中庸》言：“君子素其位而行，不愿乎其外。素富贵，行乎富贵，素贫贱，行乎贫贱。素夷狄，行乎夷狄。素患难，行乎患难。君子无入而不自得焉。在上位，不陵下。在下位，不援上。正己而不求于人，则无怨。上不怨天，下不尤人。故君子居易以俟命，小人行险以侥幸。子曰：射有似乎君子，失诸正鹄，反求诸其身。”这段文字非常透彻地阐述了一个心性修养很高的人的状态。他无论处于富贵、贫贱、夷狄或者患难等各种不同的地位或境遇中，都能安于现在所处的状态去做应做的事，而不生非分之想。他无论处于什么情况下都是安然自得的。他在上不欺下，在下不攀上，端正自己而不苛求别人，就不会有任何抱怨。他安居现状来等待天命，而不会铤而走险妄图获得非分的东西。孔子说，君子立身处世就像射箭一样，射不中不会怪靶子不正，只怪自己箭术不行，会反求诸己。这就是养性之人常须守道的心境状态。

有的人在穷的时候自卑，每天恐惧、担忧、焦虑、悲观，然后还可能会有嫉妒、仇富的心理，觉得有钱人都是干坏事的，见谁比自己强就嫉妒人家运气好，觉得别人都是违法乱纪才会有这么好运气的。这种仇富、嫉妒心理会使人自暴自弃、自甘堕落，甚至认为越堕落越清高，这叫人穷志短。人穷时不能守道，性格偏激，心性出问题了，身体健康也会出问题。

如果人在低谷时守道，认真考虑怎样提高自己，把自己应该准备的条件准备好，付出自己的努力，等待时日，就可以迎来蓬勃发展的机遇。如果这么想的话，他就不会有负面情绪，就会积极努力、抓紧学习。自己比不上别人，肯定是自己还有很多短板、不足。谁比咱强就向谁学习，哪里不足就赶紧看书、请教，挣不到钱就赶紧提高自身本领，这样可能过两年就好起来了。因为精神积极向上，身体也就不会有大问题。人的身体之所以会垮，主要还是精神垮了。比如癌症患者，他一旦心生悲观、恐惧，精神垮掉，那身体大概率就不行了，生命力就没了。如果精神不垮，身体的生机就不垮。

人在富的时候也不要骄傲自大，否则就种下了危机的种子。要想着在高峰时每往前走一步都是往下掉，所以越在高峰越要如临深渊、如履薄冰。真正有智慧的富人反而不那么骄奢，不会整天山珍海味、胡吃海喝，生活反而很有规律、很自律，这样他的身体才会好。

中医书上经常提到某个患者的病因是“忽然失势”“宿贵新贫”，就是以前很富贵现在突然穷了，或者以前很有地位现在突然没有地位了，这样的人的身体健康容易出大问题。就是因为这样的人在这个变动中不能守道，精神不能内守，心性稳不住，他的身体健康才会一落千丈。

2. 心如渊泉，不自夸耀

识达道理，似不能言。有大功德，勿自矜伐。

一个人懂得很多的道理，但看起来好像不善言谈；有很大的功德，为人民做了很多好事，但是并不炫耀。这个要求比上面的更高了，这是一种心如渊泉的涵养，达到了返璞归真的境界。

正如《老子》所言:“不自见，故明；不自是，故彰；不自伐，故有功；不自矜，故长。夫唯不争，故天下莫能与之争。”懂得了善恶是非的道理，但是不与人争，不自认为善，不自以为是，不自夸其功，逐渐进入了无我境界。这样的人做了什么好事，有大功德，根本不往心里去。假如老想着做了多少好事，虽然也是好人，但那个境界就差一层了，自己的内心已经被外物牵绊住了，必然会进一步产生情绪的波动。不要想着自己做了好事，要把做的那些事儿都忘掉，做了那么多好事从来都没挂在心上，不跟别人说，自己也不觉得自己了不起。正如《金刚经》讲的“应无所住，而行布施”，自己做的功德，自己的知识智慧，自己都不执着，不放在心上，就跟没有一样，这是无我的境界。

传统文化修心养性都追求这个境界，都追求无我，这样的心态是心如渊泉，心如止水，如如不动，深不可测。他的心就像静谧的深渊，没有什么东西能够打扰它的澄澈清净，没有什么东西能够让它荡起一丝涟漪。

3. 养性之人服药是锦上添花

美药勿离手。

养性是我们的根本，抓住了根本之后，在日常生活中也不妨吃点药物来保养身体。这个药就属于锦上添花。假如没有养性，性情乖张，情绪糟糕，那吃药就没有什么用。但如果心性已经很好了，吃药就很有好处。我们要做锦上添花的事，不要做皮之不存毛将安附的事。

古代养生修道的人首先是养性，养性之后他们也吃药，这就是中医“服食”之法。药的种类很广泛，要广义地理解，包括一些治疗性的药物、保健性的药物，以及各种药食两用的食物。

4. 言语就是身体的健康写照

善言勿离口。

要经常对人说好听的话，说话客客气气的。说好话，做好事，存好心，与人为善。在生活上和工作中，跟家人、同事、上司、下属、客户等各种人都不起冲突，融洽相处。人际关系融洽和谐之后，人的心情好，体内的气血也自然平和顺畅。反过来，有的人说话难听，张嘴就带刺儿，跟人处处起冲突，跟谁都顶牛，不但人际关系会恶劣，生活幸福感降低，体内气血也会壅滞不畅，导致健康受损。平时我经常说，一个人的言语就是自己的风水，就是自己的命运，就是自己的健康。说话好听的人，到处都在为自己打开道路；说话难听的人，到处都在为自己堵上道路。心态如此，气血如此，健康如此，事业如此，命运也如此，通达还是障碍，都在于自己的言语。

言为心声，心为气血之主。如果一个人的健康已经出了问题，气血郁结，精气神衰败，那么他的言语内容也会出问题。中医有闻诊的诊断方法，可以从患者言语之中发现体内的健康问题。比如一个人气血很宣畅，说话就会喜庆欢快；一个人肝火过亢，说话就会口气很冲，喜欢批评和指责别人；一个人气血郁结，说话就会反反复复，纠结犹豫；一个人气血衰败，说话就会悲观阴暗。以此类推，可以说，言语就是一个人的健康写照。

5. 省察每一个起心动念

乱想勿经心。

一个人的生活方式怎么样，情绪调节得怎么样，欲望节制得怎么样，养性做得怎么样，归根结底取决于其内心的想法，即每一个起心动念。因为一切身心行为，一切精神情志，一切生活方式，都是每一个起心动念所表现出来的外在现象。正如《楞严经》所言："由心生故，种种法生。"内心生起的每个心念正是各种身心行为的根源。

因此，养性之人要修正自己的身心行为，改正生活方式，最终追溯到内心的每一个念头、每一个想法。正如《大学》所言："欲修其身者，先正其心。"如果出现了错误的想法，出现了负面的念头，就要立刻将其熄灭，否则这个念头就会逐渐发展成为各种错误的身心行为，让我们身不由己地被它绑架，后面再想约束它就很难了。自古以来，养性有成的人都必须学会内省和内观，即向内观察自己的起心动念，省察自己的内心活动。只有保证内心的思想没有错误，才能进一步保证外部表现的言行不出现偏差。

养性之人做到深处，就全是心地功夫。前面提到孔子说的"思无邪"，就是保持内心每一个起心动念的纯粹、端正，不出现邪僻之念，不出现轻浮之心，才能保证身心行为渐渐与道相合。

6. 以至诚恭敬之心待人接物

常以深心至诚，恭敬于物。慎勿诈善，以悦于人。

常常对所有的事和物都怀着深切、至诚的心态，对一切事物保持恭敬的态度。这句话要求更高了。《大学》讲，做到了诚意正心，才能够修身齐家。诚意就是这里说的心态恭敬、至诚、真实，对任何事情都恭敬、认真、审慎，没有一点轻浮、诈伪、轻视。

有了“深心至诚”的修养，就不会为了取悦别人而做些虚伪的伪善，假装善良来欺骗他人，赢得虚名。也不会恨别人，也不会向别人谄媚，不会为了讨好别人而卑躬屈膝，始终用恭敬心、平常心待人。

对于诚敬之心，民国三大高僧之一印光大师特别强调。印光大师的儒学修养很高，佛学修养也很高，他在当时社会中的影响力特别大，他给人写的书信和著作里，最核心的观念就是诚敬之心。他称之为“闲邪存诚”，就是把各种邪念去掉，把各种乱七八糟的想法去掉，把恭敬至诚的心念留下，用诚敬之心面对一切人、事、物。

保持诚敬之心，就不会整天胡思乱想一些歪门邪道的东西，也不会有过度的喜怒哀乐，也不会患得患失，也不会走任何极端，在任何情况下都坦坦荡荡，光明磊落。

7. 以道平心，不做假好人

终身为善，为人所嫌，勿得起恨。

一个人一直在做好事，结果没落好报，还遭到别人的嫌恶，落了一身不是，在这种情况下也不要起怀恨心。

这个情况很普遍，想做好事的人不少，但经常有做了好事反落埋怨的情况。这时候心里又不甘，不甘就纠结、不平，反而生起愤恨心，结果做了好事反而心态更扭曲了。经常听到有人感叹说，好人没好报啊。实际上这个感叹正反映出了其不甘，就说明本质上我们还不算真的好人，我们只是假好人，因为其心态还不够纯粹至诚，还有很多患得患失。尤其是学习传统文化的初学者，自己想做个好人，经常做些好事，但常有做了好事反而更郁闷的情况。因为自己有好人这个人设的约束，不能发作，不屑辩驳，但心性境界又没有那么高，心里放不下，只好在自己心里较劲，暗气暗憋，结果自己憋出来心理疾病，憋出来心理扭曲，憋出来精神分裂，最终假好人变成了真病人。

有至诚心的真好人，是不会胡思乱想这些的，只管做好人好事，只管做正确的事情，别人怎么对待自己根本不予介怀，做了好事落了埋怨，根本也不会起愤恨心，也不会在心里留下心结，还会按照自己的本心继续做好事。本心就是深心、至诚心，只做应做的事，而不受别人如何评价的影响。更何况运心平等的人做了好事根本就不应该自伐其功、自矜其德，就应该直接把这些忘了，不觉得自己做了什么好事，不觉得别人欠了自己什么，这才是真好人。

必须避免这种情况。当我们想做好人的时候，就要彻底放开内心的杂念，心无所住而行布施，不要斤斤计较于自己付出了什么，不要有任何期盼回报的杂念。

事君尽礼，人以为谄，当以道自平其心。

事君就是为国君办事。现在来说，就是为国家、为企业、为组织，甚至为家庭尽到自己的职责和应有的礼数，结果别人还认为你是献谄媚、献殷勤，不安好心。这也是被误解了。这时候我们就用道来安抚自己，受了冤枉、受了委屈，要以道来平复自己的心态，让自己释怀。这个道就是符合天理人情、符合自然规律。用道来自平其心，就是只要认为这么做是对的，是合道的，那么遵道而行就可以了，做正确的事情就行了，自己能够与道相合就是标准，至于别人怎么说都不要计较。我们只对道负责，不对别人的评论负责。

道之所在，其德不孤。

养性的人，所作所为一直是坚持守道，守住正确的方向、正确的道路。可能周围有的人不理解，但也一定有一些人能够理解，这叫“其德不孤”，道和德不是孤单的，我们是有同道的。谁能理解我们呢？跟我们处于同等境界的人就理解我们，英雄惜英雄。

《论语》里讲“德不孤，必有邻”。一个有道有德的人是不会孤单的，他一定有他的同道。也就是说，我们只管做好自己的事、守好自己的心性就行了，并不需要所有人都理解，但一定会有人理解，一定能找到知音。

这两句话都是说受了委屈的情形。《论语》开篇就讲：“人不知而不愠，不亦君子乎。”“不知”不是说不知道我们，而是不理解我们。做了那么多事，别人不理解、不体谅，甚至还误解我们，但我们不会因此而生气，这才叫君子。所以真正的君子不光是做好事，更是做了好事不希求别人的理解，即使别人不理解自己也不挂怀。

勿言行善不得善报，以自怨仇。

不要老说行善不得好报，然后自己在那里愤恨不平，仇视一切。那种假好人最后会变成心生仇怨，反而心态越来越差，我们不要这样。行善就不要执着，不要挂怀，不求理解，不求回报。

人知止足，天遗其禄

下面进一步讲在生活中养性的方法，以及疾病的由来。

居处勿令心有不足。若有不足，则自抑之，勿令得起。

这里讲到了知足。在生活用具、生活起居各方面不要有不足的心态，不要贪心、不满意。如果有不足的心态就要及时调整消除，不要让不足之心升起来越来越强。

这当然有个前提，就是基本生活条件是过得去的，不是连温饱问题都没有解决那么恶劣。在已经解决基本生活需求的情况下，要时常对自己的生活有知足心、感恩心。这是一种安时处顺的心态。因为生活条件没有固定标准，往上攀比没有止境，人的欲望也没有止境，永远都有比我们条件更好的。一旦我们升起不知足的心，就会陷入无尽的不归路。无论自己实际条件怎么样，永远觉得不如别人，那样每天都会沉浸在这种负面情绪中，吃着山珍海味也感觉不到快乐。为了这个不知足的欲望，我们就会勉强去做超过自己能力的事，拼命去跟别人攀比，最后就置自己的身心健康于不顾。看那些为了欲望丧失健康的人，甚至为了欲望而违法犯罪的人，最初的欲望就是来自跟别人攀比生活条件，对自己的生活不知足。所以要防微杜渐，一旦有了不知足的心态，就要把它消灭在萌芽状态，否则等这个欲望越来越强大以后，我们就深陷其中无法自拔了。

《黄帝内经·上古天真论》讲："甘其食，美其服，乐其俗，高下不相慕，故其民曰朴。"无论我们吃什么，都觉得很美味；无论穿什么，都觉得很舒适；无论什么样的生活习俗，都觉得很快乐。人与人之间不互相攀比，不互相羡慕，各自守护自己的内心，享受自己的生活，这就是时时对生活感到满足的和谐状态。

人知止足，天遗其禄。

这里有个座右铭："人知止足，天遗其禄。""止足"就是因为知足而停下追求欲望的脚步。一个人如果知道止足的话，上天就会赠予他福禄，他就有福了。一个人如果能止足，他的生活体验就会越来越美好，他的心态就会越来越愉悦，他的心性就会越来越淳厚，他的身体自然就会越来越健康，生活也会越来越幸福。这就像前面提到的"仁者寿"一样，仁者就是知道止足之人。

《道德经》中说"罪莫大于可欲，祸莫大于不知足，咎莫大于欲得。故知足之足，常足矣"，也是讲这个道理，罪恶、灾祸和过失都是以贪欲不知足为最大，只有人能知足，才是永久的满足和幸福。

所至之处，勿得多求，多求则心自疲而志苦。

无论到哪里，到什么场合下，我们对外物的需求都不要贪多，够用就行了。如果贪求太多的话，就会身心疲累而精神苦恼。

举个例子，新冠病毒感染大流行期间我们住到隔离酒店，有矿泉水喝，也有卫生间，睡觉也不是太冷，这就很舒服了。我们有这个知足的心态，住在哪里都可以自得其乐，开开心心看看书，或静心休息，这样体验感就会很不错。如果贪求得太多，又是抱怨喝不成咖啡，又是抱怨不能在院子里散步，那就住得很苦恼。同样是隔离几天，如果在苦恼和愤愤不平的心态中度过，这个体验感就差多了。

多病是因为不养性

接下来，孙思邈又从反面来告诉我们，人之所以生病较多，是因为不能养性。这是个振聋发聩的警世之言。

1. 多病是因为未曾养性

若夫人之所以多病，当由不能养性。

一个人之所以频繁生病，就是因为不能养性。因为不能养性，其心性、精神情志、心态、思想、欲望和生活方式等方方面面都会存在不当之处，这是疾病发生的根源。这段再次强调了养性和健康之间的密切关系，并且直截了当指出疾病的根源。

很多人不知道疾病的根源是自己未能养性的缘故，所以总觉得自己得病是很无辜的、很意外的、很随机的。因此，他们不但不会找到疾病发生的根本原因，不能从根本上祛除疾病，还会怨天尤人，或者胡乱甩锅，最终也不可能摆脱疾病的困扰。其实疾病的根源是自己的心性，是自己不能养性。人们缺少的就是反思自己的能力，缺少对自己身心状态自察自省的能力，这才是难以避免疾病发生的根本原因。

如果我们理解了这个道理，再去观察生活中或者门诊上遇到的那些患者，去了解他们的生活，就会对此更加心有戚戚焉。大部分疾病的频繁发生，都有它的生活基础和心性基础，往往都是因为人不能养性，不能改变自己的不良心态、不良思维方式和不当生活习惯。

2. 平日的身心行为都是疾病的根源

平康之日，谓言常然。

在太平健康的时候，经常会觉得自己将永远健康，将一直保持这个健康的样子。这就是没有危机感，没有预见性。很多年轻人就是这样，现在不得病就认为自己不会得病，虽然经常听到各种疾病的信息，但觉得那都是别人的事儿，下意识觉得疾病跟自己没关系。因为他还没得过病，目前处于“平康”状态，就无法预见到以后的危机。绝大多数人都会犯这个错误。

所以对一个目前处于健康状态的人，你去劝他养生，他是不会听的，他不会认为疾病跟自己有什么关系。非得等到有朝一日病倒了，他才会意识到，真的应该早点预防疾病啊。所以有一句俗语说，人教人教不会，事教人一次就会了。这都是因为人的思维定式，不见棺材不落泪，不撞南墙不回头。

纵情恣欲，心所欲得，则便为之，不拘禁忌。

人在平常健康的时候肆意放纵自己的欲望，心里想干什么就干什么，随心所欲地折腾，任性而行，什么禁忌也不遵守，没有任何约束和自律。《菜根谭》说“老来疾病，都是壮时招的。衰后罪孽，都是盛时造的。故持盈履满，君子尤兢兢焉”，指的就是这种情况。

欺罔幽明，无所不作，自言适性。

“欺罔”就是不遵守、欺骗。“幽明”，就是天地之间无所不在的规律。不遵守冥冥之中的天道规律，胡作非为，肆无忌惮，自己认为这样做才痛快、才是率性。

不知过后，一一皆为病本。

不知现在做了这些放纵的事情以后，每件所作所为都会成为将来疾病的根源，一个也跑不了。现在每天的言行，各种不良心态，吃喝拉撒各方面的不当行为等，每一项都是病根，在将来某个时间就开始发作。年轻的时候不发作，是因为身体暂时还能扛得住，但病根已经潜伏进去了，到一定年龄后才开始发作。所以养生做得好或者不好，在年轻时是看不出来的。天天胡吃海喝的人，年轻时看着也挺好。平时很谨慎，很注意养生的人，在年轻时看着也就那样，两者好像差不多。这是因为还年轻，疾病的根还没有萌芽，都记着账呢，还没到算账的时候。等到过了30岁、40岁后就看出来了。之前做过的每件糟蹋身体的事儿、破坏健康的事儿、违背规律的事儿，一件一件都开始发芽、生长，变成一个个疾病。“一一皆为病本”，就是一笔一笔算账。这东西也不是神仙给你记账的，是自然规律，是天地大道给记着账。待年龄大了以后，平时不养生的人体质明显就不行了，快速衰老，体检报告上问题一大堆，各种疾病纷至沓来，生活质量大幅下降；而比较注重养生的人就衰老得比较慢，疾病也少得多。

各种坏习惯伤人不是马上就能觉察到的，可能坏习惯坚持了一年他还觉得好像没事，所以他就不相信养生的必要性。大部分人之所以不想养生就是这个心态。我们在门诊上经常会讲，大部分慢性病都是“经年累月”“年深日久”得的，不是一年得的，也不是五年得的，至少已经酝酿了十年，甚至二十年。平时根本就感觉不出来，一直积累到十年以上才形成一个病。所以同样是到了40岁，有的人满身是病，有的人健康无疾，你看看他们20岁的时候分别在干什么就清楚了，在这个时间跨度上才能看出来。而大部分人因此而麻痹，觉察不到坏习惯可能给自己的健康带来的危害，这就要善于从别人的教训里面汲取经验，不用非得自己也折腾二十年，真那样就来不及了。要善于观察别人，有40岁的样本可以观察，也有60岁的样本可以观察。看看他们在20岁干了什么，40岁是什么身体，60岁又是什么身体，从他们身上吸取教训，就知道自己该怎么做了。

3. 疾病是长期积累、突然暴发

及两手摸空，白汗流出，口唱皇天，无所逮及。

一个人平时不注意养生，突然检查出有病了，比如得了肿瘤或者中风，就像突然之间一脚踏空，找不到依靠，这是一种突然在悬崖踩空的感觉。

凡事预则立，不预则废。所有的事情都应该提前预料到、准备好。生病也是如此，要为将来可能生病而提前准备，用养生来预防疾病。大部分人不准备，从来没想过自己会生病。一旦遭遇这种生病的情况，毫无思想准备，就会吓得“白汗流出”。“白汗”就是出冷汗、出虚汗，很恐惧。之所以有这种感觉，就是因为他从来不为将来的疾病做准备，从来没有想过有一天自己也有可能得病。这时候“口唱皇天”，就像《伤寒论》自序中说的“呼天抢地”，到了危急时刻就开始哭天喊地，怨天尤人，不愿接受现实，但都没有办法挽回了。

不准备的人得病之后有两个特点：一是接受不了，二是情绪异常。得病以后就不单纯是一个病的问题，而是整个身心生活状态的大幅滑坡，整个生活质量的崩塌。比如得了中风、肿瘤后，不只身体有病，整个人的性情都会大变，整个生活质量就一落千丈。因为没有思想准备，突然中风或者得了肿瘤，就坠入激烈的情绪冲突中，感到愤怒、暴躁、痛恨、懊悔、恐惧、悲观、自暴自弃、怨天尤人等。所以生病不只是身体上的痛苦，其精神上的痛苦更严重。本书第一讲中提到，未知死，焉知生。我们必须提前几十年就考虑将来会生病这件事，也就是现在 20 岁、30 岁、40 岁时，就要考虑有朝一日有可能自己会得中风、肿瘤、糖尿病等。考虑之后，从现在就开始调整我们的生活，开始养生，就可以让这些危机消灭于潜在阶段，不让它变成现实。如果我们不采取任何行动措施，这些危机就会逐渐变成现实。

皆以生平粗心，不能自察，一至于此。

生病的人之所以如此被动，就是因为他一辈子都很粗心，不能对自己的身体健康状况进行觉察，才导致这个结果。粗心是因为他一直在想外面的事，想工作、想挣钱，或者想吃喝玩乐等，从来没有关注过自己的身体，对自己的身体健康不敏感，没有觉察到自己身体的变化，这就是麻木不仁。

病来如山倒，这是一般人的误解。一般人以为得病是偶然的遭遇，这是错误的观念。实际上绝大多数疾病特别是那些慢性大病都是酝酿很多年、积累到临界点才突然暴发的。疾病暴发前其实早已经年累月酝酿很久，给我们留下大量的时间和机会去准备了。因此，慢性病不是不能预料，不是不能防范，只是由于大部分人的麻木不仁才未能察觉，未能提前准备。

不能察觉就不能预防。当我们关注身体，察觉到身体的危机，察觉到自己生活方式和精神情志的不当后，才能够主动纠正，没有察觉就没办法纠正。我们有时候会沉迷在一种不良状态里，比如吃喝玩乐、酒色之欲、加班成习惯、看视频上瘾、熬夜上瘾等，当时根本就意识不到这个状态有问题。我们要练习觉知力、自察力，要时刻觉察自己的状态，这样就可以随时纠偏。

病由自造

1. 思想行为之中皆有病根

但能少时内省身心，则自知见行之中皆长诸疴。

如果我们能够每天稍微拿出点时间来反省自己的身心状态，就可以发现，自己的认识和言行之中不断酝酿着各种疾病。

“少时”就是这个时间不用太多。“内省”就是向内省察。养生并不是说不工作了，只是要稍微用点时间来向内省察一下，检查一下自己的身心有什么问题。“身”，就是身体，以及衣食住行、生活习惯、吃喝拉撒、寒凉温热等方面的生活方式；“心”，就是心态、心性、思想、情绪、精神等，身心两方面都要内省。内省不需要很多时间，每天用5分钟就够了。省察之后，根据发现的问题及时调整身心状态，这就是我们经常说的反省。不管做任何的事情，都要经常反省，养生、养性更是如此。

内省是有识之士都应该具备的优秀品质。小到做任何事情，学习、工作，大到健康和人生，都要经常反省。比如夫妻吵架，有些夫妻从20多岁结婚开始吵架，到了60多岁还在吵，几十年都在吵，吵架的原因和套路都一样，日复一日，年复一年。这就是因为两人谁也不愿意反省，谁也不愿意改变，都一直停留在刚结婚时的认识水平和心性水平，一辈子没什么进步，也就是一辈子没什么出息。面对养性和预防疾病的目标，只有学会内省，随时发现问题、改正问题，才可能不断进步。养性不是一蹴而就的，而是一个不断推进、不断迭代、不断升级的过程，在不同的阶段就有不同的收获，因此我们得不断地内省。

一个人一旦有了内省的精神，就会发现，身心各方面都存在很多不当之处，这些都是导致疾病的根源。每天的一言一行都有相应的后果，观察自己每天处在什么状态，就可以预料到将来会有什么发展结果，它是有规律的。这些各种疾病，就是从日常不当的身心行为中慢慢滋生发展而来的。我们如果内省到一些不当的身心行为，及时纠正，就可以避免将来产生疾病的结果。如果不内省，那就直勾勾奔那个结果去了，这是丝毫不爽的。

2. 疾病是我们自己造就的

将知四百四病，身手自造，本非由天。

学会了内省，我们就可以知道，各种各样的疾病，其实都是自己的身心造就而来的，并不是天定的。

“四百四”是个虚数，就是很多的意思。很多的疾病都是我们自己的身心行为造就的，不是老天给的，不是别人给的，不是命运给的，也不是随机偶然的。如果我们麻木不仁，就不会明白这个道理，觉得得病是偶然的，所以平时就心存侥幸，得病了又心存不甘。当我们会内省时就知道，疾病是由于我们不当的身心行为发展而来的，都是自己选择、自己造就的，或者更加直截了当地说，都是自作自受。

就如同家庭是否和睦也是自造的。我们每天怎么对待家人，就带来相应的回报。有的夫妻老吵架，老觉得都是对方的错，殊不知其实是自造的，自己的行为模式招引了对方的行为模式，导致了最终的结果。所以遇到问题要首先反省自己。

《中庸》主张君子遇到什么事情都是“反求诸己”，从自己身上找原因，首先纠正自己的错误。疾病的发生也是同样的道理。除了天生的疾病或者意外的疾病，大部分慢性病都是由我们不当的身心行为和生活方式导致的。得病以前我们就要提前从自己身心下功夫，好好养性，预防疾病；得病之后我们要从自己身上找原因，调整自己的生活方式和身心状态。

3. 不可过于依赖医疗

及一朝病发，和缓不救。方更诽谤医药无效，神仙无灵。

不预防疾病的人，到某一天突然发病就晚了，这时候即使是上古神医医和与医缓也治不好。这时候又开始诽谤医药无效，诽谤医生是庸医，神仙也不灵验。

“和缓”是指上古的两位神医，一位叫医和，一位叫医缓。张仲景也好，孙思邈也好，道林也好，他们都说如果平时不养生，事到临头突然得病的时候，神医也很难救治过来。这是实事求是的说法，告诫我们不要迷信医术，迷信医学。不是说神医的医术不行，也不是说神医的医德不行，而是必须懂得客观规律。这个客观规律就是，不是任何事情都可以重来，疾病发展到一定程度就是神医也没办法，在医疗上绝不是人定胜天的，不是永远可逆的，不是想怎么样就怎么样的，客观规律是违背不了的。

在中医经典《伤寒论》自序中，医圣张仲景也讲了这个道理，说人们平时不注意身体，不学习医学知识，得了病之后呼天抢地也无济于事。《黄帝内经》是让我们治未病，而不要到了不可收拾的地步再来治病。历代的名医或医学经典，没有一个信心满满地说：得了病不要紧，咱这医学先进，你好好学医术或者找我治疗，就不怕得病。相反都在说：你千万注意养生防病，不要得病，得了病很难治。这是客观规律，疾病并不总是可逆的，不是任何情况都可治的，医学不是万能的，不可迷信医学。

如果一个医生给患者讲，得病不怕，找他治就行，没什么大不了的，都是可以治的。我们就要注意，这可能是个骗子。人家张仲景、孙思邈医术高不高？人家都是非常敬畏疾病，告诫患者千万注意别得病，他们什么时候说过有医学就一定可以药到病除？

近些年来，有些人有目的地反对中医，他们为了污蔑中医落后，就相对照地过度夸大西医学的能力，到处宣传现代科学发达，医疗先进，好像什么病都研究清楚了，都能治疗了。这给老百姓造成一个误解，好像觉得人就不能死，人就不该死，得了病一定能救活、一定能治好，治不好就是医生不努力，就是医生没医德，这就是近年来医闹层出不穷的原因。这是极其严重的认识偏差，让大家误解医疗的真相。实际上医学解决不了的疾病太多了，远远没有人们想象中的“手眼通天”。

正因为人们迷信医学，就会接受不了有的病很难治愈的现实。所以最后得了病治不好，就埋怨医生，诽谤医生，怨天尤人，憎恨社会，反正都是别人的不对，绝不会反省作为这个身体主人的自己有什么责任。经常有一小部分患者到处在控诉医生，控诉国医大师是骗子、名医是骗子、中医是骗子、专家是骗子、医院是骗子，就是因为他的病经过中医、西医都看过，全国各地名医都治不好。

患者之所以诽谤医药，就是因为他把治病的责任都推给医生了，他认为他花了钱吃了药就应该治好，治不好肯定是医生的问题。有这个观念的人很多很多，而且很顽固。若是跟他说治疗疾病不仅仅是医生的事儿，不能只靠药物，还得调整生活方式，他会认为这个医生是在推卸责任。虽然诽谤医生好像给自己的病甩了锅，可是病还是治不好，这个现实还得面对。因此，我们一定要尊重客观规律，在客观规律面前，人人平等。

故有智之人，爱惜性命者，当自思念，深生耻愧，诫勒身心，常修善事也。

所以有智慧的人、爱惜性命的人，他应该提前考虑这些问题，通过内省，懂得疾病是由自己的不良身心生活方式造成的，进而升起惭愧之心。为什么人家不生病而我生病呢？肯定是自己在某些方面做得不对，违背了健康的规律。有了这个认识之后，人就会改变，就会回头。通过约束自己，调整生活方式，经常努力去做正确的事，人的生活状态和心性就都开始改变了，就会往好的方向走，这样才能最终避免疾病。人没有这个惭愧心就不会回头，就会很顽固，一条道走到黑，固执地就认为自己倒霉，医生不作为，谁都对不起自己，这就不可救药了。

因此，养性的人其心平等，其性守道，心性不为外物所扰，其身体也健康少病，难为外邪所侵。养性的人在身心两方面都具有强大的自稳能力，能够在各种情况下保持顽强生命力，这就是身心健康之本。

第十二讲 养性要落实在居处、言语与饮食方面

养性要贯彻在生活中，落实在居处、言语与饮食等各个方面。

居处方面，养性之人以雅素净洁为主，器物朴素，饮食节俭，不可奢靡。言语方面，需注意在夜间以及冬至之日少言语，在饮食、寝卧、行步之时不可言语。饮食方面，需注意饥饱适当，熟嚼慢咽，食品卫生，饭后散步，避免醉饱等问题。

练习胎息是延年益寿的好方法。

在居处中养性

养性并不是单纯的思想问题，而是从思想出发，最终还要落实于生活中的方方面面，百行周备。其中，养性首先要落实在居处方面。

1. 居处以雅素净洁为主，不可奢靡

至于居处，不得绮靡华丽，令人贪婪无厌，乃患害之源。

我们生活居住的地方，不要太奢侈华丽，不要把自己的家布置得像皇宫一样富丽堂皇。如果家里布置得太豪华，就会增长人的贪心和欲望，慢慢就会滋生邪念，损害心性，成为招致很多祸害的源头。现实生活中这样的例子太多了，本来在创业阶段是个艰苦奋斗的好青年，一旦享受到了奢侈的生活条件后就在不知不觉中腐化了。人的欲望被刺激起来之后就收不住了，越来越膨胀，慢慢就迷失了自我，陷入放纵欲望的泥潭。

从养生的角度来说，条件好的人不容易养生，因为他会沉迷在享受里，放纵这种贪欲。一般人的烦恼、不良情绪、健康损害，甚至一些灾难，根源都来自放纵贪欲。无论是贪图钱财、地位、名誉，还是别人的恭维，都会导致心性失守，把握不住做事原则，甚至连法律法规都遵守不了。而这个贪欲一开始还没有那么强烈，在一点一滴的生活享受中，从小到大，萌芽发展，直到把自己吞噬。因此，奢侈的生活享受是培养贪欲的温床。

有句话叫“无欲则刚”。没钱的时候每天喝小米粥、大米粥，家财万贯之后还是喝小米粥、大米粥，那就很厉害，谁也不能把他打败，谁也不能诱惑他，他就没有弱点、没有软肋。因为他太稳了，没有贪欲，无欲则刚，

就不会为了贪欲而做不当之事，损害健康之事。我们要知道，无论贫富贵贱，其实人的需求很简单，其他的都是为了欲望而强加上的。

富贵不能淫，也是讲这个意思。如果一个富贵的人没有迷失，照样还能保持本色，这是了不起的人物。实际上能不能做到这点和他能不能养生是一回事，因为养生就是养性，那种淡泊少欲的心性是根本。

但令雅素净洁，无风雨暑湿为佳。

只要把家里搞得素雅干净就可以了，家里条件只要保证不受风雨寒暑的侵害就行了，不要太华丽，我们现在基本上都能满足这个条件。吃饭睡觉不需要太大的地方，并不需要太多条件。这样的简单环境让人心态淡泊，情绪稳定，减少精气神的损耗。

2. 日用器物和饮食以俭约为佳

衣服器械，勿用珍玉金宝，增长过失，使人烦恼根深。

日常穿的衣服，用的物品器械，不要用那些黄金美玉、珍珠宝石，就用普通的物品。有的人穿戴了名牌衣服和珠宝之后，一出去整天不是骄傲自大就是和人攀比，要不就是怕丢了、怕坏了，患得患失的，整个心神都被这些东西牵着走了，神不守舍。所以用这些名贵的东西让人“增长过失”，烦恼会更多，损害健康的机会也多了。

厨膳勿使脯肉丰盈，常令俭约为佳。

饮食所用的肉食美味不要太丰富，即使生活条件很好也不要铺张浪费。再有钱的一个人一顿饭能吃多少，还不就是一碗饭几个菜，都不一定吃得完。每顿饭都简简单单少吃一点，品种也少一点，以俭约为佳。俭约能让人心性安和，也能让身体健康。

从古到今，养生的观点在饮食上都是以简朴为佳，饭吃七分饱，量不能过多，也不要太奢华。这一点与现代人过度追求饮食营养丰富差别很大。现在人受到错误的信息误导，认为摄取营养是多多益善，吃了很多饭还觉得不够，还需要补充很多营养素。这都是太丰盈、太过度了，就会损害健康。饮食俭约这点是现代大部分人很难接受的，他们很难相信这些中医传统观念，因为营养越丰富越好的观念对他们的影响太大了，结果就造成现代非常多的疾病都是因饮食过度而产生的。

3. 行步、言语、寝卧的要领

然后行作鹅王步，语作含钟声，眠作狮子卧（右肱胁着地坐脚也）。

人们在平时要经常散步，散步有要领。行就是慢慢走。前面有句话叫“行不疾走”，就是要慢慢地走，不要快跑。“鹅王步”就是像鹅走路一样，抬着头，昂着胸，高抬腿，轻落脚，迈大步，一摇一摆慢慢走，是很舒展轻松的一种步伐。所以吃了饭散步是这样迈着方步优哉游哉的样子，比较放松。而不要暴走，不要走那么快、那么紧、那么急。

说话的时候要让声音内敛浑厚，让气从腹部丹田处发出来，这样人的精气神也会比较内敛。不要用那种很轻浮的声音，把一身气血完全浮散于外。我们在与人聊天的时候，可以从对方说话的声音、语气，听出来他是心气浮躁，还是心神沉静。

睡觉的时候要用狮子卧这种方式，狮子卧就是右侧卧。睡觉的姿势最好用右侧卧，睡的时候右侧的身体在下面，右侧的脸挨着枕头，右腿伸直在下面，左腿自然弯曲下来放在右腿上。佛像中卧佛就是这样的姿势，这是对身体健康有益的。左侧卧的话一般人会觉得心脏有压抑的感觉，尽量避免。仰卧与右侧卧相比，缺少气血敛藏的感觉，容易耗散气血，所以一般气血旺、火气盛的人喜欢仰卧。仰卧可以把手放在肚脐上，有助于安神，不要把手放在胸上，否则会导致胸部产生压迫感，感到胸闷或呼吸困难。

4. 进食要熟嚼慢咽

每日自咏歌云：

美食须熟嚼，生食不粗吞。

问我居止处，大宅总林村。

胎息守五脏，气至骨成仙。

这里讲了一个歌诀，是让我们像座右铭一样，每天提醒自己。说到这个歌，想起《西游记》里孙悟空去寻找神仙，在山上遇到一个樵夫，樵夫唱着神仙教他的歌。我们也是如此，要唱着“神仙”歌，提醒我们过神仙般的生活。

“美食须熟嚼”，吃饭一定要多嚼，细嚼慢咽，一口饭恨不得嚼几十下，嚼得越烂越好。跟“熟嚼”相对的就叫“生吞”，没有嚼就咽下去了。以前一般人都知道细嚼慢咽的道理，但现在有一些年轻人却真不知道。细嚼慢咽对促进食物消化吸收有极大好处，对肠胃功能很有益。在这个细嚼慢咽的过程中，不仅可使食物充分粉碎、促进唾液分泌，还可以让人更加关注进食过程，让整个消化系统为进食工作充分动员。这就像前面提到的吃饭的时候专注吃饭一个道理，在细嚼慢咽过程中就可以在很大程度上实现形与神俱。

固体食物需要熟嚼，相对的还有液体食物也需要慢咽。比如喝水、喝酒、喝茶、喝汤，要小口喝，小口小口慢慢咽，不要牛饮，一碗汤咚咚就灌下去了，那不好。打个比方说，生吞和牛饮都是趁身体不注意，一下子就把食物和水灌进去了。那身体自然就没有准备好消化它们，没有分泌相应的消化液、消化酶，就很难充分消化吸收。所以饮食一定要让身体充分准备，慢慢吃。

古代有本养生书讲药酒的食疗方法，里面提到“千口一杯”，是说这一小杯药酒喝的时候要分成一千口喝，每喝一口的量很小，感觉舌头上沾了点喝进去了，又好像没东西咽下去一样。一杯酒喝了一千口才喝完，这就和细嚼慢咽一样，对身体是最好的。当喝得很慢时，液体没等到胃里而是在口腔黏膜处就被吸收了。喝得快的时候咕咚咕咚就到胃里了，要经过胃的消化吸收，这两者效果不同。比如喝一杯燕窝或者人参汤，经过胃肠的消化吸收和直接经口腔黏膜吸收，两者吸收的成分是不一样的，吸收的效率也不一样，胃肠消化吸收过程中会有一部分食物成分的破坏或者损失，所以我们要重视经口腔黏膜的吸收方式。

“生食不粗吞”，如果吃生的食物，不能粗枝大叶地吞食，也要细嚼。生食和上一句美食对举互文，意思是无论生食还是烹饪的美食，都要熟嚼，都不能粗吞。

“问我居止处，大宅总林村”，“总”是聚集的意思。要问“我”住的地方，在树木聚集、森林环绕的村子里，有一个大宅子，那就是“我”住的地方。这提示我们要亲近大自然，住在绿树环绕的村庄大院是最养人的。当然这在现在很奢侈了，现在都住在都市的混凝土房里，远离大自然，空间也局促，感觉很压抑。特别是对处于成长阶段的儿童来说，亲近大自然对孩子的身心健康非常重要，我们应该多为孩子创造亲近大自然的机会。等我们退休以后，也应该重新回归田园，这对老年人的身体健康是很必要的。

养性之人可练习胎息

胎息守五脏，气至骨成仙。

这是上一节歌诀的最后两句，提出了用胎息养护五脏，实现延年益寿的方法。“守五脏”前面讲过了，黄帝内视法就是用自己的心神内视返观去守五脏，呼吸顺其自然就行了，侧重用神。而胎息是侧重通过训练呼吸来实现守五脏的方法。

1. 胎息的操作方法

训练呼吸的总原则是让呼吸越来越深、匀、细、长、缓。深，呼吸一进一出深度很深，一口气能吸到底、呼到尽头。匀，呼吸的节奏频率非常稳，不忽快忽慢。细，呼吸非常细微，若有若无，连绵不断，而不是呼呼带喘。长，一口气能呼很长时间，好几十秒。缓，非常的舒缓、柔和、细腻。我们把呼吸逐渐练到这个程度，最后是绵绵若存，好像有又好像没有，细细的、绵绵的、微微的，似有似无这样的状态。一旦达到这个状态，呼吸次数会逐渐减少。胎息境界很高，一般很难达到，我们只要在一定程度上做到呼吸比较深、匀、细、长、缓就可以了，有助于身体健康，延年益寿。

胎息相关的著作很多，唐代有一部道家著作叫《胎息经》，专门讲胎息，就几十个字：“胎从伏气中结，气从有胎中息。气入身来谓之生，神去离形谓之死。知神气可以长生，固守虚无以养神气。神行即气行，神住即气住。若欲长生，神气相注。心不动念，无来无去。不出不入，自然常住。

勤而行之，是真道路。”

《胎息经》是古代修道养生方面比较经典的著作，讲的理论和方法都非常深刻。我们稍微介绍一下其大意，帮助大家理解胎息的方法。

“胎从伏气中结”，“胎”指的是修道有成后神凝不动、神气合一的境界。达到这个境界的核心手段就是“伏气”，就是逐渐降伏、摆脱后天的呼吸功能和脏腑功能的束缚。“气”就是指身体的呼吸功能、气血运行和一切脏腑功能。这是说要通过调控和降伏呼吸功能而达到神气合一的境界。

“气从有胎中息”，讲伏气的手段要依靠凝神，在凝神内视的基础上降伏呼吸。

“气入身来谓之生，神去离形谓之死”，神气相依是本文的主旨，就是我们的心神与身体呼吸功能和气血运行之间相互依存、相互影响。我们身体的生存，依赖气和神的并存，缺了哪个都不能生存。

“知神气可以长生，固守虚无以养神气”，我们懂得驾驭自己的神和气就可以延年益寿，养神、养气的方法就是固守住虚其心、忘其身的清虚无为状态。“神行即气行，神住即气住”，这就是我们之前反复提到的，心神能够指挥气血，神气两者相互依随。神动气就动，神停气就停，神停在哪儿气就停在哪儿，神走向哪儿气就走向哪儿，神走得稳气就走得稳，神走得乱气就走得乱，神走得快气就走得快，神走得慢气就走得慢，神向外浮动气就向外浮动，神向内收敛气就向内收敛。

“若欲长生，神气相注”，实现延年益寿的途径就是保持神气合一，也就是前面说的形与神俱。

“心不动念，无来无去”，是说心定神凝以后，致虚极，守静笃，心不动摇，无来无去。这时候，神定则气定，呼吸“不出不入，自然常住”，这是神气合一而达到静定的胎息境界，呼吸功能被降伏，口鼻呼吸达到不出不入的状态，然后就安住在这个胎息状态。

“勤而行之，是真道路”，这个方法需要不断地坚持勤奋实践，日积月累，才可以实现，这就是达到胎息的道路。

我们看，《胎息经》的核心要旨是神气相依，即心神与呼吸的统一性，这和我们前面反复讲的养性之道是完全一致的。练习呼吸就是实践神气相依原理的一个方法，在练习呼吸的过程中要始终把握神与气之间的关系，通过调整呼吸来凝神，通过凝神来调整呼吸，互相促进，最后达到神气合一、神定息住的境界。

2. 气血凝炼内守

接下来我们回归《孙思邈养性论》。

“气至骨成仙”，把气血凝炼到骨髓，最后就可以延年益寿了。“胎息守五脏，气至骨成仙”，这两句合起来，就是通过胎息可以把气血固守在五脏，凝练到骨髓。这是神气合一、形与神俱以后，神气凝定，心神与气血都不外驰，气血就回收固守在内脏和骨髓，精气神就充足持满，就可以延年益寿了。

传统养生对于精、气、神有个总原则就是要凝聚、凝练，要收而不是散，要积累而不是消耗。精气神一散就短寿，一凝练就长寿了。所以日常生活中不管说话办事还是起心动念，都要以这个为大原则，之前讲的十二“少”、十二“多”、恬憺虚无、精神内守等，本质都是为了凝聚精气神，向五脏、向骨髓凝聚气血。

又歌曰：

日食三个毒，不嚼而自消。

锦绣为五脏，身着粪扫袍。

这段比较难理解，主要是“毒”这个字。这句话是从正面讲养生方法，这个“毒”不是有毒有害的意思，而是能够滋养人的东西。《道德经》里面有“亭之毒之”，王弼注曰：“亭以品其形，毒以成其质。毒，今作育。”因此，“毒”有滋养、养育的意思。“日食三个毒，不嚼而自消”，就是每天吃三种滋养人的东西，不用咀嚼就可以消化吸收，所以这三个不是一般的食物，而是精、气、神这样的东西，即每天向内收并蓄积精气神。蓄积精气神的方法即前面所言养性，在生活上做减法以及内视诸法。

更为重要的是，我们吸收了精气神，蓄积了气血，用在什么地方。“锦绣为五脏，身着粪扫袍”，是说把珍贵的气血精华储存在五脏，让它滋养五脏，而不要浪费在躯体外表，躯体外表可以节约一些、简单一些。相当于我们有钱了把钱花在能够提升内涵的地方，而不是花在外表为了让别人看。这就是前面讲的，不要挪用军费装修花园。把自己的气血好好收藏在五脏，让它滋养五脏，而不是强行把它调到外部变成肌肉疙瘩，结果外表好看，内脏却空虚了。

在言语中养性

1. 声从气海出

修心既平，又须慎言语。凡言语读诵，常想声在气海中（脐下也）。

当我们修心养性有一定成效以后，还要落实在生活中更具体的一些细节，比如慎言语，说话方面有很多需要注意的地方。

首先，每当说话或者出声诵读时，都要在心里观想着声音是从气海丹田中（脐下小腹部位）发出来的，这个跟前面提到的“语作含钟声”类似。实际上声音还是从嗓子里出来的，但是有这种观想之后，发声时声带振动带动的共振腔部位就更深，达到腹腔深处。比如做腹式呼吸时，我们观想呼吸深达小腹，实际上空气还是进到肺里，但是呼吸带动胸腹腔、膈肌的运动幅度就增大了，可以深达腹腔深处。说话的时候，如果观想声音就是从嗓子里出来的，结果就仅限于声带这个较浅的部位在振动；如果观想着声音从胸腔出来，那就是声带连带胸腔振动；如果观想声音从小腹气海处出来，那么声带一振动，整个腹腔都在共鸣振动。后者声音的音质会浑厚内敛，会让人气血沉静、心神安定，对身体健康也有益。如果一个人仅仅从嗓子里发出声音，声音听起来很轻浮，体内的气血也会浮越，心神也就不稳定。

2. 夜间不要言语诵读

每日初入后，勿言语读诵，宁待平旦也。

“初入”是天黑以后。就是夜晚不要大声说话、大声读诵。如果需要说很多话，需要读诵，就等到第二天早上。

这个道理就是四时阴阳规律，夜晚气血闭藏，人的心神要安静。言为心声，发出声音这种动作会带动体内的气血和精气神都振动起来，说话读诵多了心神就浮越，气血就没法闭藏，所以夜晚要少说话，别诵读。而早晨适宜说话诵读，因为早晨正是气血宣发的时候。我们小时候上学，每天早晨都是起床后先早读一个小时，然后再吃早饭。早读就是专门大声朗读的，琅琅书声响彻校园。而晚上就不要出声诵读了，晚上是安静地自习。当然晚上也不是完全不说话，要少说，声音要小，不能说话太多、声音太大。当然晚上大声喧哗、大声吵架那就更不好了，会亢奋地睡不着觉。打仗、格斗的时候，或者一个人害怕的时候，都会大声喊叫，就是因为大声喊叫能够提振精气神，提升气势。我以前上学走夜路时心里害怕，就得一路大声唱歌壮胆儿。因为大声言语会振奋气血，所以适于早上，而不适于晚上。

3. 早晨专说好话

旦起欲专言善事，不欲先计校钱财。

早晨起来说话要专门说好话。“善事”就是开心的事、吉祥的事、大家都喜欢听的事，就是俗话说的早起讲吉利话。道理还是四时阴阳规律，早晨相当于春天，气血升发的时候，要养升发之气。《黄帝内经》中讲：“春三月，赏而勿罚，生而勿杀”，就是春天或者早晨，要营造生机盎然、朝气蓬勃、欣欣向荣的升发气象，对别人要多鼓励而不要批评，多帮助而不要遏制，见到人说好话，见了谁都笑，让自己和别人都开心，这样一天的气血和精神都会顺利宣畅升发。如果一大早就发脾气批评人，或者板着脸，一身煞气，气血就没法升发，这一整天气血都走不上正常秩序。一年之计在于春，一日之计在于晨，春和晨是一个道理，是气血升发的关键阶段。这里“计校钱财”就是举个例子，代表所有烦恼、压抑、发愁、争斗等负面的事情，不要在早晨想这些负能量，会抑制气血升发。尤其要提醒各位家长朋友，早晨不要批评孩子，不然孩子这一天都高兴不起来。晚上睡觉前也不要批评孩子，不然孩子一夜也睡不好。

4. 饮食、睡卧和行步时不可言语

又食上不得语，语而食者，常患胸背痛。

吃饭的时候不要说话。如果一边吃饭一边说话，容易得“胸背痛”这样的病。什么道理呢？吃饭的时候食物从咽部经过食道下咽，说话的时候是喉部声带带动气管振动发声，这两者之间需要很精密地协调，才能不至于互相妨碍。如果一边说一边吃，一不小心就会出现协调不好的情况，就可能噎一下或呛一下，出现食道痉挛或者气管痉挛，甚至出现食物误入气管的情况，就可能导致胸背痛。此外，吃饭时说话需要分心，消化功能也会下降，正如前面所说的要专心吃饭。

亦不用寝卧多言笑，寝不得语言者，言五脏如钟磬，不悬则不可发声。

躺下睡觉的时候不要多说多笑。《论语》说“食不语，寝不言”，睡觉时不管是侧卧还是平卧，不要大声说笑。为什么睡觉不能说话呢？因为我们的五脏就好像钟磬等乐器一样，只有在体内悬挂起来才能发声，不悬挂起来就不能发声。

人在大声说笑时，整个胸腔和腹腔都在振动，五脏也在振动。我们站起来或者坐起来的时候，五脏就通过筋膜悬挂在胸腔和腹腔，这种悬挂的

状态便于五脏的振动能量释放。如果躺在床上，五脏就不是悬挂状态，而是放平直接搁置在胸腹壁上了，这时说话带来的五脏振动能量没法释放，都被五脏吸收了，五脏就会受到损伤。特别是唱歌，我们可以感受一下，站着或坐着唱歌感觉舒畅，躺着唱歌把自己憋得浑身难受，就是这个振动能量无法释放的原因。

从这里可以引申出一个很重要的东西，就是声音与五脏的关系。人在说话发声的时候，声音会引起胸腹腔和五脏的振动，不同频率的声音引起的五脏振动频率也不同。不同脏腑由于形状、大小、质地不同，每个脏腑的振动频率不同，不同的脏腑与不同频率的声音相共振。发出不同频率的声音就可以针对性地共振到特定脏腑，相当于给脏腑做按摩，就可以治疗相应脏腑的疾病。

中医理论认为“五音对应五脏”，角、徵、宫、商、羽这 5 种音调的声音，分别振动肝心脾肺肾五脏。因此可以根据具体病情所在脏腑，分别发出相应频率的声音进行治疗，这就是五音疗法。古代有专门利用声音治病的方法，叫六字诀，针对性地发出 6 种特定声音去调理相应脏腑。大家有兴趣的话可以自己学一下。

除了发出声音可以振动脏腑，听到外部声音也可以与相应的脏腑共振。我们听戏剧、音乐，乃至诗词古文的吟诵，都可以收到声音治病的效果。声音的不同频率和腔调，可以刺激不同的脏腑，起到相应的调理脏腑的作用。这就是音乐、戏剧、吟诵在身体健康方面的作用。

音乐不光能治病，还能调节人的情绪，因为情绪就是由五脏产生的。不同的声音通过刺激相应的五脏，就会产生相应的情绪变化。所以自古以来音乐都是陶冶性情和养生养性的重要手段之一。

行不得语，若欲语须住乃语，行语则令人失气。

走路也不要说话。说话时咽喉声带、气管和胸腹腔是按照声音的特点有节奏地振动的。如果一边走路一边说话，走路引起的脏腑振动和说话引起的振动叠加一起，这个节奏就不好协调了，就会感觉要么呼吸不畅，要么走得很累，会让脏腑受伤，这就是“失气”，即耗气。如果要说话就要先停下脚步，站住了再说话。

5. 冬至少言语

冬至日，止可语，不可言。自言曰言，答人曰语。言有人来问，不可不答，自不可发言也。仍勿触冷开口大语为佳。

按照四时阴阳规律，冬至这天是气血闭藏的极点，是最不能调动气血的时候。所以《易》云“至日闭关，商旅不行”，就是讲在冬至日这一天要特别慎重，不能扰动气血。“言”和“语”不一样，自己主动说话叫言，被动地回答别人的话叫语。“止可语，不可言”，就是冬至这天最好是不说话，实在不得已有人来问，可以简单回答一下，自己不要主动说话。这是把扰动气血的可能性降到最小。在冬至日即使说话，也不要张着大嘴巴大声说话，否则冷气灌进来，会触冷而得病。其实经常有人得这个病，俗话说“喝了凉风”。

从这些论述可知，说话是让气血向外升发、宣散的过程。所以凡是说话声音很大、说话太多，到哪儿都是未见其人先闻其声、大呼大叫的，他一定气血宣散过度。反过来，一个人整天声音特别低，寡言少语，木讷腼腆，这就是气血闭藏太过，升发不起来。这两种极端都不合适，在日常生活中应该走中道，阴阳调和。

我们学了养性论或中医之后就会发现，人的身心生活方方面面都是背后一个共同底色在不同侧面的展现。一个人的心性、心态、思维习惯、情绪、性格和他的说话习惯、吃饭习惯、生活习惯、五脏六腑的状态、气血生长收藏状态等都是一理贯通的，都与健康或疾病状态密切相关，进而还与他的家庭状况、工作状况、人际关系、前途命运等都是相关的。这就是养性的整体观。

在饮食中养性

接下来阐述养性落实在饮食方面的注意事项，这方面比较琐碎一些。

1. 饥饱要适当

言语既慎，仍节饮食。是以善养性者，先饥而食，先渴而饮。食欲数而少，不欲顿而多，则难消也。

善于养性的人在饮食上也要谨慎而节制。不要等到很饿了才吃饭，不要等到很渴了才喝水，不要忍饿忍渴，而是稍有饿感就吃，稍有渴感就喝。每次吃饭的量要少，但频次可以多，少吃多餐，而不要一次吃很多，间隔时间太久。一次吃太多消化不了，间隔太久又忍饿，这就是饥一顿饱一顿，对身体不好。

常欲令如饱中饥，饥中饱耳。盖饱则伤肺，饥则伤气，咸则伤筋，醋则伤骨。

经常让自己感觉腹中是不太饿也不太饱的这种状态，就是每顿饭都吃七八分饱，不过饱，也不等到特别饿就及时吃饭。太饱了伤肺气，这是因为肠胃太满，胃气不降，肺气也被壅遏不降；太饥了就伤中气，营养不良，体虚乏力。饮食太咸了伤筋，太酸了伤骨，五味的酸、苦、甘、辛、咸都不能太过，否则对身体都有损伤。

故每学淡食，食当熟嚼，使米脂入腹，勿使酒脂入肠。

因此，饮食的滋味要平淡，酸苦甘辛咸五味都不要太重，不要重口味。吃饭要嚼烂，细嚼慢咽，把米熬久一些使得熬出米脂，这个吃进去对身体有益，但不要多喝酒。

2. 开心愉悦的进食状态

人之当食，须去烦恼（暴数为烦，侵触为恼）。如食五味，必不得暴嗔，多令人神惊，夜梦飞扬。

人在吃饭的时候不要有烦恼或不良情绪。烦是突然暴发的不良情绪，恼是慢慢隐性存在的不良情绪。吃饭时不应该有任何不良情绪，否则都会损害健康。吃饭的时候一定要保持开心、愉悦、放松的正向精神状态，因为在这样的精神状态下人的交感神经抑制，副交感神经兴奋，会使消化吸收功能增强。如果人在吃饭的时候有情绪紧张、焦虑等负面情绪，极端一点说，就好像有人拿刀子在后面逼着一样，这个精神状态就告诉身体要处于战斗状态，结果就是交感神经兴奋，副交感神经抑制，消化吸收功能就被抑制，甚至一点食欲都没了。因此，吃饭时保持愉悦感很重要，最好是搞点仪式感。饭菜摆上桌，先欣赏一下，色香味俱佳，闻着、看着这么美好；然后再想一下，这是老婆给做的，感恩她；粮食是天地给的，感恩天地；然后再祈祷，希望所有人都跟我一样能享受美食，国泰民安，然后开始吃饭，这样消化吸收就很好了。相反，如果在吃饭的时候生气，不但消化吸收功能下降，损伤脾胃，还会进一步导致人的精神气血错乱，甚至夜里噩梦不断。

3. 肉食不可过多

每食不用重肉，喜生百病，常须少食肉，多食饭，及少菹菜，并勿食生菜、生米、小豆、陈臭之物。勿饮浊酒食面，使塞气孔。

不要吃太多肉，稍微搭配一点肉就行，吃肉太多容易产生各种疾病。“常须少食肉，多食饭，及少菹菜”，这里说得很明确，饮食以谷物为主食，肉类为辅食，再搭配点少量的酱菜之类。这方面现在存在很多误区，有的人竟然不吃谷物，不吃碳水化合物类食物，不管是为了减肥也好，为了其他目的也好，这都是很危险的。我在门诊经常遇到此类患者，不吃主食一段时间以后就会气血大亏，有些女孩连月经都不来了，整个人形容憔悴，体质下降。因此，谷物一定是我们的主食，占食谱的大头，这是非常重要的。还有的人以肉类为主食，这也会导致很多疾病，也是不可取的。

生菜、生米、豆子以及陈腐变质的食物都不要吃。生菜在适当季节稍微吃点还可以，但是不能过多，否则会导致脾胃功能下降，因为生冷之品难以消化。现在流行一种饮食习惯，以吃生冷的蔬菜水果为主，这也是很危险的，会导致气血亏虚，体质下降。生米也不易消化，当然吃生米的不多。豆类食物总体不易消化，所以豆类食物不能多吃，作为搭配稍微吃点可以，但要煮熟煮烂。比如煮八宝粥，里边以大米为主，稍微配点黑豆、绿豆、红小豆是可以的，但如果煮的八宝粥里多半是豆子，比米还多，那就不好了，吃了胃里会不舒服，不好消化。现代人吃精米面太多，所以稍微搭配点豆类等粗粮是有必要的。但是有的人走极端，认为粗粮比精米面更健康，就以豆类等粗粮为主食，不敢吃米面，那就不合适了，长此以往，不但会营养不良，而且脾胃负担也会加重。不要吃陈腐变质的东西，这个好理解，包括冰箱里的剩饭剩菜不宜多吃。

“勿饮浊酒食面，使塞气孔”，“浊酒”是未经过滤的质量较低劣的酒，这个要少喝。现在面食是我们的主流饮食之一，这里为什么不建议吃面食呢，主要是因为在面粉加工技术和发酵技术不成熟的古代较早时期，小麦面食相对较难消化，在这个时期面食不被推崇。因为小麦中的麸质和蛋白质较高，直接采用粒食方式（不磨面粉成粒食用）很难消化，即使磨成面粉不经发酵做出来的死面食品也很难消化。比如小米或大米，无论蒸煮都可以直接粒食，而小麦粒食难以下咽，吃了也很难消化。死面的馒头、饼也很难消化，吃了以后胃里容易胀满气闷，导致肠胃不通，所以说“使塞气孔”。所以这里不推荐面食主要指未经良好加工和发酵的面食。后来发酵工艺成熟了就不一样了，面食经过发酵变成发面馒头、发面饼、发糕、面包，这就很容易消化，吃了也没有不适。现在我们有特别丰富的面食品种，死面、发面的都有，相对来说死面的面食较难消化，在脾胃弱的时候尽量吃发面食品为好。

勿食生肉，伤胃，一切肉惟须煮烂，停冷食之。

不要吃生肉，否则伤胃，一切肉食都要煮熟煮烂后食用。这是我们的饮食传统，而现在很多人跟外国人学，牛排烤七分熟，或者吃生鱼片之类，导致脾胃的负担很重。古人提倡吃肉一定要煮烂，煮得烂乎乎的才好，煮烂的肉不要趁热吃，要稍微凉一下再吃。太热的肉食口感黏腻，火气盛。就像炖牛肉、炖猪蹄，热的时候吃不舒服，黏腻不爽，感觉胃里像被糊住了，不易消化。如果放凉后再吃就特别爽口，胃里也舒服。这个跟动物脂肪的性质有关，可见古人观察细微。

4. 食后漱口

食毕当嗽口数过，令人牙齿不败、口香。热食讫，以冷醋浆嗽口者，令人口气常臭，作齿病。

吃完肉食要马上漱口，这样牙齿就不会坏，而且口气清新。吃完热饭后，如果用冷醋浆漱口，则会令人口气常臭，还生牙病。

又诸热食咸物后，不得饮冷醋浆水，喜失声成尸咽。

在食用热的或咸味食物后不可以饮用冷的醋浆水，否则容易失声而成尸咽病，相当于咽炎。刚吃完热饭不要喝冷汤，否则热食经冷汤一激，就会引起气血凝滞而难以消化。现在有这种习惯的人很多，吃饭时爱喝冷饮。吃饭的时候本来吃进的是温热的饭菜，胃肠及其黏膜和毛细血管都是温热舒展的，这时候突然一口冷饮灌进去，胃肠的血管一下子收缩，不但造成消化不良，而且引起气血凝滞，甚至发展成为咽喉或食道疾病。所以饭后饮汤、饮水都要喝温的，漱口也要用温水漱口。

5. 进食出汗勿当风

凡热食汗出，勿当风，发痉头痛，令人目涩多睡。

吃热食出了汗后，不要吹风，否则会引发痉病而头痛，令人眼睛干涩、多睡。这也是现代人经常有的习惯，一边吃着饭，吃得满头大汗，一边吹着空调冷气，这是很不好的。吃饭出汗时，津液正从肠胃经皮肤毛孔向外发散，外面遇到凉风一吹，汗腺和毛孔就关闭了，这个汗液就变成痰饮废水滞留在皮下腠理，出不来也回不去，痹阻神经和血脉，慢慢就发展为筋肉僵紧、头痛、目涩、嗜睡等，这都是湿邪闭表的表现。

6. 饭后摩腹和散步

每食讫，以手摩面及腹，令津液通流。

每次吃完饭以后，用手按摩面部和腹部，可以使津液流通顺畅。注意这里不是揉而是摩，摩是用手掌轻轻接触皮肤进行滑动，皮肤不动，也不向下用力按揉，是很轻柔的。摩肤可以促进体内气血流通，但是并不对腹内器官施加压力。相反，刚吃饱饭后使劲按揉肚子是不对的，那样可能对肠道造成损伤。

食毕当行步踌躇，计使中数里来，行毕使人以粉摩腹上数百遍，则食易消，大益人，令人能饮食，无百病，然后有所修为为快也。

进食完毕后，应该缓缓步行，大约走满数里路程。注意是慢走，不能暴走，更不能跑步。然后让人用粉摩腹数百遍，食物就会容易消化，对人非常有益，使人胃口好，百病不生。这个粉可能是面粉、米粉或者滑石粉，是在按摩时用的，防止损伤皮肤。可见古人对于饭后摩腹这个做法还是很重视、很讲究的。这样做了以后人不生病，再进行“有所修为”，修心养性，那是一件快事。无论做什么修为，我们都要先把生活细节做好。否则一吃饭都吃病了，哪里还有修心养性的机会。

7. 睡前不可饱食、过醉

饱食即卧，乃生百病，不消成积聚。饱食仰卧，成气痞，作头风。触寒来者，寒未解食热食，成刺风。人不得夜食。

饱食后立即躺下，就会产生很多疾病，不能消化而成积聚。不得在夜里进食，也就是不要吃夜宵，因为吃了就睡觉会难以消化。饱食后仰卧会导致“气痞”，即胃脘痞胀，发展为“头风”，即头痛。受过风寒的人，风寒未解就进食热食，会形成“刺风”。因为体表受寒后毛孔闭塞了，如果这时吃了热饭，从胃向外散发出的气血津液到体表被风寒痹阻，就会郁滞在皮下，向外宣散不出去，向内也回不去，就会起疹子等皮肤病，叫“刺风”。受了风寒的人应该先解表发汗，化解风寒。

刺风这种情况，最典型的就是夏天身体外面吹着空调冷气，内部的肠胃又在进食火锅之类的热食。胃里大鱼大肉、大辛大热，一股气血津液热气腾腾地向外冒，而外面冷气导致皮肤毛孔关闭，胃里这个火出不来也回不去，堵在皮下，就长各种痤疮、湿疹等疾病。所以吹空调的人容易得皮肤病，只有充分出汗把郁滞宣散出来才能解除。

再如，踢完球身体很热的人，全身热气腾腾，气血正在向外散热，这时突然冲到空调房或者洗冷水澡，体表毛孔一下子被闭住了，里边的热还正往外涌，外边就给堵住了，一下子卡在了中间也会变成皮肤病。

又云：夜勿过醉饱食，勿精思，为劳苦事，有损余虚，损人。

夜晚不要过醉、过饱，不要费神做过于劳累的事情。过醉过饱后睡觉一方面影响肠胃功能，造成积滞；另一方面睡不安稳。所以睡觉前不要喝酒进食，要早早吃完晚饭，不要再吃夜宵。有的人为了睡得着觉，故意在睡前喝酒，认为喝完立即睡觉会睡得香，其实错了，这样大脑不可能休息得好，而肠胃也不能充分消化吸收，造成两方面都受伤。

睡觉前太劳神劳心也会让人睡眠不安，主要是劳心劳神让人精神亢奋，想入睡就困难了。所以我在门诊经常跟失眠患者说，睡觉前不能思考工作或者其他烦心事。如果必须思考那就坐到书桌前正儿八经工作，如果要睡觉那就不要思考，不能两个兼得。每天在上床睡觉的刹那，一定要在心里给一天工作做个了断，告诉自己一上床就是四大皆空，明天怎么样、工作怎么样、什么事怎么样，全部抛下，随他便，只管睡觉。如果说有事放不下，那就起来工作；如果说起来也没办法，什么也做不了，那就放下去睡觉，不要纠结，不要庸人自扰。这些不良习惯都对身体有损害。

常须日在巳时食讫，则不须饮酒，终身无干呕。

应该常常在巳时（上午 9 点到 11 点）进食，进食完毕后不要饮酒，这样终身都不会干呕。中医认为，巳时是脾经气血最旺的时辰，脾胃消化吸收功能比较强，所以这段时间是进食的最佳时间。这是单纯从脏腑功能旺衰时机上说的，实际上在生活中很难做到，我们一般能做到按时按规律进食就可以了。

8. 注意食物卫生

勿食父母本命所属肉，令人命不长。勿食自己本命所属肉，令人魂魄飞扬。勿食一切脑，大损人。

不要吃父母本命属相的肉，令人短命，也不要吃自己本命属相的肉，令人魂魄不安。这个要求在实际中很难实施，指导意义不大，但我们尽量不吃那些稀奇古怪的肉类，尽量吃生活中最常见的肉食种类，这样就比较稳妥了。

尽量不要吃脑类，猪脑、鸭脑等各种动物的脑尽量不吃。因为脑是藏神的，动物在濒死之际会有一些惊恐情绪，可能会引起大脑里产生某种毒素分泌，吃了对人的身体不利。

茅屋漏水堕诸脯肉上，食之成瘕结。凡曝肉作脯不肯干者，害人。祭神肉无故自动，食之害人。

茅屋漏水落到肉脯上，如果吃了这个肉会导致癥瘕积聚的病。古人的房子漏水，水是从房顶的茅草或者瓦上流下来，很可能带有寄生虫或虫卵或细菌，吃了这些会生病。这是食物污染的问题，可见古人对饮食卫生非常重视。现在虽然不漏水了，但也可能会不小心买到带有寄生虫、传染病的肉类等，大家应特别注意，购买经食品安全检疫的肉食。凡是没有晒干的肉，对人有害。因为晒不干的肉其中微生物比较活跃，吃了以后容易引发疾病。祭神用的肉无故自动，食用后对人有害，这个在古代的话也是沾染了虫蚁的缘故。

饮食上蜂行住，食之必有毒，害人。

食物上有蜂行走或者停留，吃了可能会中毒，对人有害。这是因为蜂本身有毒，会污染食物。当然也包括被苍蝇污染。

腹内有宿病，勿食陵鲤鱼肉，害人。

如果腹中有旧疾，不要食用鲮鱼或鲤鱼肉，对人有害。有可能因为鲮鱼、鲤鱼有利水作用，对于个别泌尿系统疾病不利，但是这个一般来说问题不大。这条主要是提示我们根据体质和疾病情况选择食材，有这个观念就可以，不必拘泥条文本身。

湿食及酒浆临上看之，不见人物影者，勿食之，成卒注。若已食腹胀者，急以药下之。

液体食物以及酒浆，从上面对着它看，看不见人影物影的，不要食用，食用后会形成“卒注”的疾病。这个不见人影物影，主要是因为液体表面产生了漂浮的霉菌或者微生物产物，已经发霉变质了。如果已经食用并且出现腹胀的，立即用药物把食物泻下来。如果万一吃了这种变质食物，要立即用药物攻下，把食物及其毒素排出来。

这连续几条都是讲要注意鉴别食物是否被污染、变质，可见古人对于食物卫生非常重视。现在卫生条件好了，但也难免遇到食物变质或者食物中毒的情况，这提醒我们一定要注意饮食卫生。

每十日一食葵。葵滑，所以通五脏拥气，又是菜之主，不用合心食之。

每隔十天食用一次葵菜。葵菜可能是冬葵之类的蔬菜，其性滑利，能够疏通五脏气机的拥塞，所以要经常吃一吃。葵菜是蔬菜之主，不要和动物心脏一起食用。这是强调选择蔬菜种类的原则，宜用疏通滑利的蔬菜作为常食之品，保持气血通畅。

9. 不可饮酒过度

又饮酒不欲使多，多则速吐之为佳，勿令至醉，即终身百病不除。

饮酒不要过多，过多了就尽快吐出来为佳，不要喝到醉，否则会终身百病不除。万一喝酒过多，要用催吐的方法吐出来，减少身体对酒精的吸收量，这个方法直到现在的酒客都会用，感觉喝多了就赶紧去卫生间催吐，一般用手指刺激咽喉就可以吐出来。

久饮酒者，腐烂肠胃，渍髓蒸筋，伤神损寿。

长期饮酒的人，俗话说的“酒蒙子”，肠胃会腐烂。因为酒精会损坏肠胃黏膜，慢慢形成各种胃炎、肠炎。酒的热性还会熏蒸骨髓和筋骨，损筋伤髓。长期饮酒还会使人“伤神损寿”，经常头脑不清，浑浑噩噩，最终减损寿命。可见饮酒过度的危害是非常严重的。

醉不可以当风向阳，令人发强，又不可当风卧，不可令人扇之，皆即得病也。醉不可露卧及卧黍穰中，发癞疮。

喝醉以后不可以吹风或朝向太阳，否则会让人发狂。醉后不可以在风中睡觉，睡觉时也不可以让人扇风，否则都会得病。醉后不可以露天睡觉或者睡在黍穰中，会导致癞疮。露天睡觉容易受风寒雨湿的侵袭，“卧黍穰”是指古代农村有时候睡在庄稼秸秆上，庄稼秸秆带毫带刺，容易刺激皮肤，这两种情况都可能引发癞疮这类皮肤病。现在我们领会这个精神就行，醉后不可以吹冷气，不要睡在地上或者其他不洁之处等。

醉不可强食，或发痈疽，或发喑，或生疮。醉饱不可以走车马及跳踯。醉不可以接房，醉饱交接，小者面皯、咳嗽，大者伤绝脏脉损命。

醉后不能勉强进食，不能吃太多，否则容易发作痈疽，或皮肤发暗，或生疮。这是因为进食过度导致痰热积聚。一般酒喝多了的人吃肉吃菜也多，所以有多重伤害。醉饱以后不可以坐车马以及跳跃，就是不能颠簸跑跳，要多安静，否则也会损伤肠胃，引发肠梗阻之类的疾病。醉后不可以行房事，否则轻者面生黑气、咳嗽，重者损伤脏腑经脉乃至损伤性命。可见醉后行房对身体损害非常大。

第十三讲 养性要落实在穿衣、睡觉等方面

养性还要进一步落实到其他生活细节中，包括穿衣、睡眠、二便、顺应时气等诸多方面。善于养性的人，此道一以贯之，在日常生活中各个细节都能调适恰当。

养性论原文提到的这些生活细节，是在古人的生活背景下讲述的，我们贵在领会其精神旨趣，在现实生活中举一反三，灵活掌握，而不必刻舟求剑，生搬硬套。贯彻养性的精神是根本，具体的生活细节还需因时因地因人制宜。

大小便有讲究

凡人饥，欲坐小便，若饱，则立小便，慎之无病。又忍尿不便，膝冷成痹，忍大便不出，成气痔。小便勿努，令两足及膝冷。大便不用呼气及强努，令人腰疼目涩，宜任之佳。

人在饥饿时要坐着解小便，饱食后则站立解小便，这样谨慎就可以避免疾病。古人对这些生活细节的处理非常严谨，因为饥饿时中气虚，解小便的时候容易晕倒，特别是一些体质弱的老人，容易出现这个情况。小便排出时也是一种泄气，气血下行，造成头部供血不足，严重者会头晕，坐着解小便就稳妥多了。如果饱食之后，气血充足则可以站立解小便。如果经常忍尿不便，则容易造成膝关节冷痛，引发痹证等疾病。强忍大便不解，会形成气痔，即气血瘀滞导致的痔疮。

小便时不要太用力强努，不要努着劲儿使劲解，否则会使双足和膝关节发冷。解大便也不要呼气和用力强努，否则会使人腰痛目涩。无论大小便，都应该顺其自然，让它自然排出为好，不要勉强。现在常有一些老人在强努大便后出现脑血管意外，这是由于在使劲排便时胸腹腔的压力急剧增大，迫使血液上行，导致脑血管负荷过大。

饮用水卫生

凡遇山水坞中出泉者，不可久居，常食作瘿病。又深阴地冷水不可饮，必作痎疟。

凡是山谷中出泉水的地方，不要长期居住，经常饮用此水会得瘿病，就是甲状腺肿大，这与水中所含的微量元素有关。另外，出自阴冷之地的深水也不可以饮用，否则会引发疟疾，这是感染性发热。这两条都是与饮用水卫生相关，包括水的矿物质含量、微生物含量等问题，养性之人在选择饮用水方面也要注意清洁卫生。

穿脱衣服的注意事项

饮食以调，时慎脱着。凡人旦起着衣，反者便着之吉。衣光者当户三振之，曰：殃去，吉。

饮食方面调整好了以后，还要按照时宜谨慎地穿脱衣服，就是衣着防护。如果人早晨起来衣服穿反了，就这样反着穿，这样吉利。如果衣服发光的话，把衣服对着门抖三抖，说：灾祸去除，这样吉利。这两条主要是一种心理暗示的仪式感，并不具有太多实际含义。但心理暗示也有一定益处，每天早上穿衣服时抖一抖，在心里说霉运消散，然后穿起来感觉似乎焕然一新，心情也会好一些。

湿衣及汗衣，皆不可久着，令人发疮及风瘙。大汗能易衣佳，不易者急洗之。不尔，令人小便不利。凡大汗勿偏脱衣，喜得偏风半身不遂。春天不可薄衣，令人伤寒霍乱、食不消、头痛。

湿衣服以及有汗的衣服都不可以穿太久，要马上换掉，否则令人生疮。穿湿衣服或有汗的衣服会引起皮肤病，令人皮肤瘙痒。一方面，衣服的湿气可以痹阻人的皮肤毛孔，造成湿邪闭表；另一方面，汗液也含有毒素或者滋生病菌，容易感染皮肤而生病。如果出汗很多，最好是能够立即更换衣服，不换也要尽快洗净，不然令人小便不利，这也是湿邪闭表。

凡是在大量出汗的时候，不要脱一侧的衣服，就是要么都不脱，要么全脱，不能脱一侧穿一侧，否则容易得“偏风”，即半身不遂。这个“半身不遂”又叫偏枯，就是因为气血偏于一侧而不能周遍。包括吹风也一样，要么整个身体吹，要不就不吹，不能只吹一侧，或者一个局部，那样容易得病。比如穿衣服只在肚子上或者腰上露个洞，这比整个不穿更容易得病。整个不穿不一定受寒，有个洞就特别容易受寒。中医还强调躲避隙风，就是那种从小孔洞、缝隙吹来的风。人在大风口吹着不一定得病，被小小的隙风吹着更容易得病。这个道理就是人体皮毛对外部环境的防御和适应机制，只能整体调节，而不能局部调节。身体整个露出来时会防御并适应，避免生病，但是只露出局部的时候，身体没法分区防御，这个局部的防御水平无法单独调高。

春天不可薄衣，令人伤寒霍乱、食不消、头痛。

春天不可以穿得太少。春天要穿厚一点，否则会令人患伤寒、霍乱、饮食不消化和头痛等疾病。春天要捂一捂，尽量穿暖和点，不要急着减衣服。春天是阳气升发的时候，从气血闭藏的状态开始升发，虽然已经在升发但力量很薄弱，就像植物的嫩芽一样，要小心呵护，保持温暖，来帮助气血升发。在北方更有这个体验，春天暖气已停，虽然外面气温不低了，但身体还是一阵阵有寒意，那个温暖是虚浮缥缈的，那个寒意是深刻内在的。就像李清照说的：“乍暖还寒时候，最难将息。”初春是乍暖还寒，忽冷忽热，这时候最难调整衣着。俗话说二八月，乱穿衣。原则就是尽量穿暖穿厚，宁可暖一些，不可受寒。

春天尽量穿暖一点，秋天可以适当穿凉一点。因为秋天是气血收敛的时候，是从气血亢盛的夏天开始收敛，虽然在收敛但是总体上还很旺盛，这时候适当穿薄一点、凉一点有益处，一方面身体承受得了，另一方面还可以促使气血收敛，所以叫“春捂秋冻”。

睡眠的细节

脱着既时，须调寝处。

穿脱衣服已经调整合乎时宜之后，还应该调节寝处，就是卧室的布置。

凡人卧，春夏向东，秋冬向西。头勿北卧，及墙北亦勿安床。

人睡觉时，要“春夏向东，秋冬向西”，这是讲头部朝向的方位，头部不要朝北，北墙也不要放床。这是因为春夏养阳，春夏是体内阳气升发长养的时候，而东方五行属木，也代表阳气升发，所以春夏向东可以顺应并帮助阳气升发。秋冬养阴，秋冬是阳气收敛闭藏的时候，西方五行属金，代表收敛，所以秋冬向西也是帮助收敛阳气。头不要朝向北方，也不要靠北墙睡，因为北方过于阴寒，会导致人体气血流通不畅。

凡欲眠，勿歌咏，不祥起。上床坐先脱左足，卧勿当舍脊下。卧讫勿留灯烛，令魂魄及六神不安，多愁怨。人头边勿安火炉，日久引火气，头重目赤，睛及鼻干。夜卧当耳勿有孔，吹入即耳聋。夏不用露面卧，令人面皮厚，喜成癣，或作面风。冬夜勿覆其头，得长寿。

睡觉之前不要唱歌，否则会发生不祥之事，就跟之前说的睡觉前不要说笑一样，否则有损健康，影响睡眠。上床的时候坐着先脱左脚。睡觉时不要躺在屋脊正下方，房梁不要压着床，不然会给人一种压迫感。睡着以后不要留灯，一定要关灯，开着灯睡不踏实，令人心神不安，多感愁怨。睡觉时人的头边不要安放火炉，长期如此会引起上火的症状，让人头重目赤，眼睛和鼻子干燥。有时用电暖气之类，要注意别放在头旁边，这个热气对头部影响很大，放在脚边就没问题。晚上睡觉的时候，冲着耳朵的地方不能有漏风口，有风吹入耳朵会耳聋。这就是隙风，隙风像冷箭一样，吹到哪儿都会生病，所以卧室一定要严密，不能漏风。夏天不要露脸睡觉，令人面皮厚，因为夏天容易出汗，皮毛都打开了，此时吹着冷风就会得癣，得面风、皮肤病。露脸睡指的是睡觉时脸冲着外面的风。冬天不要蒙头睡，这样才能长寿。

凡人眠，勿以脚悬踏高处，久成肾水及损房、足冷。

睡觉时不要把脚悬踏在高处，就是不要把脚垫那么高，否则时间久了会形成肾病水肿，损伤房事。有的人喜欢这样翘着脚躺着，这会给心肾带来过多负担。

人每见十步直墙，勿顺墙卧，风利吹人，发癫及体重。

不要顺着较长的直墙躺下睡觉，因为这里往往风势较大，会吹到人，让人发癫以及身体沉重。这是一种比较长的墙，墙长了墙边就会有空气对流，形成墙边风。虽然窗户关得严密，但是墙边自身就会有空气对流，人在这里就很容易受风而生病。所以卧室不宜太大，太大就容易出现这种对流风，小一点就不会了。

人汗勿跂床悬脚，久成血痹，两足重，腰疼。

这个“汗”字是“卧”字之误，睡觉时不要将脚悬空垂着，时间久了会形成血痹，令双足沉重，腰痛，这是因为气血痹阻在下肢。人在睡觉时气血流通很缓慢，所以无论脚垫高，或者低垂着，都会因为血液循环不畅而出现痹阻，所以睡觉时躺平为好。

又不得昼眠，令人失气。

不要在白天睡觉，会令人气虚。这也是久卧伤气。在白天身体的气血是活跃亢奋的，结果人在睡觉，这样气血就活跃不起来而消沉了。

卧勿大语，损人气力。暮卧常习闭口，口开即失气，且邪恶从口入，久而成消渴及失血色。

躺下后不要大声说话，会损人气力。晚上睡觉时应该闭口，如果开口就会伤气，就会因此生病，逐渐形成消渴病，失去血色。

屈膝侧卧，益人气力，胜正偃卧。按孔子不尸卧，故曰：睡不厌踧，觉不厌舒。凡人舒睡，则有鬼痛魔邪。

“屈膝侧卧”，就是前面讲的狮子卧，一条腿屈膝蜷着而右侧卧，可以增长人的气力，这胜过正面仰卧。这就是孔子说的不尸卧。所以说，睡觉要尽量侧身蜷卧，醒来以后要尽量舒展。有句话叫“卧如弓”，就是这样蜷卧。如果舒展身体睡觉，就容易产生魔邪。

凡眠先卧心，后卧眼，人卧一夜，当作五度反覆，常逐更转。

这句话堪称座右铭，睡觉的时候要先让内心静下来，再闭上眼睛睡觉。我们上床睡觉时，先在心里观想“我要睡了”，在心里做个了断，到此为止，四大皆空，万缘放下，不再思虑其他事情，也不再胡思乱想，心神安定下来，这叫“先卧心”。然后再眼睛闭上让眼睛睡、让身体睡，这叫“后卧眼”。如果心是乱的，心没有安定下来，就算闭着眼睛躺在床上也没用，翻来覆去睡不着。失眠的人都是这样的，只知道卧眼，不知道卧心。人睡一夜应如此反复五次，翻身轮换。

凡人夜魇，勿燃灯唤之，定死无疑，暗唤之吉。亦不得近而急唤。夜梦恶不须说，旦以水面东方潠之，咒曰：恶梦著草木，好梦成宝玉。即无咎矣。又梦之善恶，并勿说为吉。

人夜晚睡中梦魇之时，这时他是睡着的，他在梦中感到恐怖、惊惧、不能动作、不能呼吸等，这时不要点灯唤醒他，也不要靠近他并急切地呼唤，不然会吓到他，应该在暗中悄悄呼唤他，不要再增加他的惊惧。晚上做噩梦不要说出，早上面朝东方将水含在口中喷出，并念咒道：“恶梦着草木，好梦成宝玉。”这样就没有灾祸了。这也相当于一种心理暗示，可以平复噩梦给自己带来的不良情绪。还有无论梦到善或恶，都不要说出才吉利。

顺应时气

衣食寝处皆适，能顺时气者，始尽养生之道。故善摄生者，无犯日月之忌，无失岁时之和。须知一日之忌，暮无饱食。一月之忌，晦无大醉。一岁之忌，暮无远行。终身之忌，暮无燃烛行房。暮常护气也。

前面讲的衣着、饮食、睡眠等这些都调合适之后，还能够顺应时气的人，才能尽养生之道。顺应时气就是顺应时令、节气，也就是遵循四时阴阳的规律，按时令和节气调整生活方式。善养生的人不违反日月的禁忌，不错失四时的节律，顺应昼夜、四时的阴阳消长规律。这个规律包含不同尺度的周期，分别是一日、一月、一年、一生等，每个不同尺度的周期内都有类似的阴阳消长规律，一日的夜晚相当于一月的月末，也相当于一年的冬至。养性的人必须知道一天的禁忌是晚上不要吃太饱；一月的禁忌是阴历每月最后一天不要大醉；一年的禁忌是岁末不要远行；终身的禁忌是晚上不要点灯烛行房。总的原则是，在每个节律周期的终末之时都要尤其注重养护精气。

一日的夜晚、一月的晦日，以及一年的冬至，都是相应周期内的阳气闭藏阶段，也是阳气表现得最弱的阶段，要注意无扰乎阳，不能扰乱阳气的闭藏。所以晚上气血闭藏了就不要吃太饱。一个月的晦日是阴历月末，月亮完全消失的那天，也是人体气血最弱的时候，这时候不要喝醉。《黄帝内经》专门讲在晦日和望日治疗的补泻原则，晦日气血太虚，不能用泻法。望日就是月圆之日，气血很旺，不能用补法。讲的也是这个原理，人体气血随着月亮盈亏而旺衰消长。一年的岁末就是冬至前后，不宜远行，连一切锻炼和劳动都要减少，就是之前说的至日闭关，冬至不言，不要打扰气血闭藏。所以我们平时做什么事都要看看时令节气，一日内晨昏昼夜的情况，一月内月亮盈亏的变化，一年四季的情况，根据这个时令来调整生活中的一些行为。终身的禁忌即一生都要注意，晚上不能点灯烛行房，点灯都不行，当然更不能在白天行房了。

我们发现，这几个禁忌有个共性，都是在不同尺度周期的终末阶段，也就是“暮”，包括一日之夜晚、一月之晦日、一年之岁末，在这个终末阶段都要注意养护精气。因为不同周期的终末阶段都是气血闭藏的环节，四时阴阳生长收藏，其中闭藏阶段最重要，因为这是精气的储存阶段，一切升发的基础，所以在这个阶段要尤其强调养护精气。如果在中午、望日或者夏天损耗一点气血，相对问题不大，因为这时候身体的气血就是在耗散。但是夜晚、晦日或冬至损耗气血就影响很大，因为这时候气血是闭藏状态，损耗了会伤及根本。

所以不管做什么锻炼，最有害的就是在夜间锻炼，最有害的是熬夜，这都是破坏了气血闭藏。

头宜凉，足宜暖

凡气冬至起于涌泉，十一月至膝，十二月至股，正月至腰，名三阳成。二月至膊，三月至项，四月至顶，纯阳用事，阴亦放此。故四月、十月不得入房，避阴阳纯用事之月也。每冬至日，于北壁下厚铺草而卧，云受元气。每八月一日以后，即微火暖足，勿令下冷无生意，常欲使气在下，勿欲泄于上。春冻未判，衣欲下厚上薄。养阳收阴，继世长生。养阴收阳，祸则灭门。

身体的气血，在农历十月冬至时从涌泉穴开始升发。气血闭藏到冬至就到了闭藏的极点，从此时开始从闭藏转为升发，从脚底的涌泉穴开始，这是气血升发的发源地。到十一月气血升发至膝关节，十二月到大腿，正月到腰。这时候称为“三阳成”，就是一个月升发一节，现在升发了三节。气血在二月升发到胳膊，三月到颈项，四月到头顶，到达了阳气升发的极点。这时候实现了气血从脚心最低处升发至头顶最高处的全过程，这个阶段叫“纯阳”，升发到了颠顶。这时也到了夏天，农历四月之后就开始向下收敛转阴了。所以四月和十月分别是最高处的纯阳和最低处的纯阴，是两个极点，在这时候不能行房，因为这两个极点是气血转换的关键，不宜消耗扰乱气血。乃至一切过于劳累之事，都应该避免在这两个纯阴纯阳的时期进行。

每到冬至这一天，要在北壁下铺厚厚的草，在那儿睡觉，可以接受天地元气。这是因为冬至日天地之气和人体气血都到了闭藏的极点，转为升发，北方是天地元气闭藏的方位，因此在这个时候要从北方迎接元气升发，帮助体内气血升发。

每到八月一日以后，就要用“微火暖足”，这时到深秋了，就要暖足，不能让下部寒冷而没有生机。足下暖可以吸引气血下行闭藏，引火归元。古人讲究足要暖，头要凉，就是使脚下温暖，引火归元，使头上寒冷，迫使气血下降，从而实现气血闭藏的目的，这是一个健康状态。而很多患者生病以后，整个气血运行就颠倒了，出现上热下寒，腿脚冰凉，而虚火往头面冲逆，这个状态在门诊上是很常见的，这个就是气泄于上。

到初春之际，大地还没有完全解冻，这时穿衣服要“下厚上薄”，让脚暖而头凉。这是因为气血要从下面开始升发，保持身体下部温暖可以帮助气血自下而上慢慢升发。同时身体上面不要穿衣太厚，否则会导致升发过快，就容易上火，烦躁。

“养阳收阴，继世长生。养阴收阳，祸则灭门。”“养阳”就是温养气血升发的部位，也就是温足；“收阴”就是凉降气血收敛的部位，也就是凉头。因为气血从足下升发，而从头顶下降，这样就可以保持健康。反过来，如果“养阴”，即让气血下降的头部温暖，气血就没办法收敛；“收阳”，即让气血升发的足部凉降，就没法升发，这样就会生病。

所以这段反复在讲的是下升上降这两个极点，下部升发宜温暖，上部敛降宜寒凉，就是头宜凉，足宜暖。

故云：冬时天地气闭，血气伏藏，人不可作劳出汗，发泄阳气，有损于人也。又云：冬日冻脑，春秋脑足俱冻，此圣人之常法也。

因此，冬天天地之气闭藏，人体血气也伏藏，人就不可以劳动出汗，发泄阳气，破坏闭藏，否则对人体有害。所以整个冬天都不宜过劳，冬至日尤其需要注意，不能出汗，发泄阳气。所以冬天不宜过度锻炼，冬天跑马拉松、冬泳，经常出大汗，这都是有害的。还有“冬日冻脑”，冬天头部不要太暖，头部可以凉着点儿。因为冬天气血内收，外周循环收缩，脑血管的负荷比较大，如果让头部凉一些，血液就不会向脑部冲逆，减小脑血管负荷，不容易中风。如果头部过暖，就会有过多气血涌向头部，就容易中风。要想办法让气血更多地降到下部，不要涌到头上，这样就会降低中风概率，特别是中老年人一定要让头凉脚热，气血下沉，就像一个不倒翁，这样脑血管会比较安全。

春天、夏天、秋天这段时间，就要保持头和脚都偏凉一点，不要捂太热，这样气血会相对集中在内脏，对健康有益，这是圣人的常法。

春欲晏卧早起，夏及秋欲侵夜乃卧早起，冬欲早卧而晏起，皆益人。虽云早起，莫在鸡鸣前。虽言晏起，莫在日出后。

这个还是四时阴阳的规律，春天要晚睡早起，夏天及秋天要一入夜就睡，然后早起，冬天要早睡晚起，这样对身体有益。虽然说早起，也不要早过鸡鸣，晚起也不要能晚于日出。

凡冬月忽有大热之时，夏月忽有大凉之时，皆勿受之。人有患天行时气者，皆由犯此也，即须调气息，使寒热平和，则免患也。每当腊日，勿歌舞，犯者必凶。常于正月寅日烧白发，吉。凡寅日剪手甲，午日剪足甲，又烧白发，吉。

凡是冬天突然天气大热的时候，夏天突然很冷的时候，这种就是异常的气候，一定要躲避，不要勉强承受。这种异常气候引起的疾病，一般比较重而不易治疗。还有一些异常的风霜雨雪冰雹之类，也要注意躲避。

人们因为时气得病，主要是由于没有躲避这些不正之气。我们在这种情况下需要立即调节气息，比如呼吸吐纳的方法，使得体内气血寒热平和，就可以免除疾患。

在“腊日”，也就是人们祭祀天地的日子，我们要谨慎一些，敬畏天地，不要歌舞谈笑，否则会有灾祸。这个敬畏天地的精神我们可以借鉴。后面烧白发、剪指甲之类的，我们就不必拘泥了。

附录　孙思邈养性论原文

一、千金要方·养性序

扁鹊云：黄帝说昼夜漏下水百刻，凡一刻人百三十五息，十刻一千三百五十息，百刻一万三千五百息。人之居世，数息之间。信哉！呜呼！昔人叹逝，何可不为善以自补邪？

吾常思一日一夜有十二时，十日十夜百二十时，百日百夜一千二百时，千日千夜一万二千时，万日万夜一十二万时，此为三十年。若长寿者九十年，只得三十六万时。百年之内，斯须之间，数时之活，朝菌蟪蛄，不足为喻焉。可不自摄养而驰骋六情，孜孜汲汲，追名逐利，千诈万巧，以求虚誉，没齿而无厌。

故养性者，知其如此，于名于利，若存若亡；于非名非利，亦若存若亡，所以没身不殆也。余慨时俗之多僻，皆放逸以殒亡。聊因暇日，粗述养性篇，用奖人伦之道，好事君子与我同志焉。

夫养性者，欲所习以成性。性自为善，不习无不利也。性既自善，内外百病皆悉不生，祸乱灾害亦无由作，此养性之大经也。

善养性者，则治未病之病，是其义也。故养性者，不但饵药餐霞，其在兼于百行。百行周备，虽绝药饵，足以遐年。德行不克，纵服玉液金丹，未能延寿。故夫子曰：善摄生者，陆行不遇虎兕，此则道德之祜也，岂假服饵而祈遐年哉。圣人所以药饵者，以救过行之人也。故愚者抱病历年而不修一行，缠疴没齿，终无悔心。此其所以岐、和长逝，彭、跗永归，良有以也。

嵇康曰：养生有五难。名利不去，为一难。喜怒不除，为二难。声色不去，为三难。滋味不绝，为四难。神虑精散，为五难。五者必存，虽心希难老，口诵至言，咀嚼英华，呼吸太阳，不能不回其操、不夭其年也。

五者无于胸中，则信顺日跻，道德日全，不祈善而有福，不求寿而自延，此养生之大旨也。然或有服膺仁义，无甚泰之累者，抑亦其亚欤。

黄帝问于岐伯曰：余闻上古之人，春秋皆度百岁，而动作不衰。今时之人，年至半百，而动作皆衰者，时代异邪？将人失之也？

岐伯曰：上古之人，其知道者，法则阴阳，和于术数，饮食有常节，起居有常度，不妄作劳，故能形与神俱，而尽终其天年，度百岁乃去。今时之人则不然，以酒为浆，以妄为常，醉以入房，以欲竭其精，以耗散其真，不知持满，不时御神，务快其心，逆于生乐，起居无节，故半百而衰也。

夫上古圣人之教也，下皆为之。虚邪贼风，避之有时，恬憺虚无，真气从之，精神守内，病安从来。是以其志闲而少欲，其心安而不惧，其形劳而不倦，气从以顺，各从其欲，皆得所愿。故甘其食，美其服，乐其俗，高下不相慕，故其民曰朴。是以嗜欲不能劳其目，淫邪不能惑其心，愚智贤不肖不惧于物，合于道数，故皆能度百岁而动作不衰者，其德全不危也。是以人之寿夭，在于撙节，若消息得所，则长生不死。恣其情欲，则命同朝露也。

岐伯曰：人年四十而阴气自半也，起居衰矣。年五十体重，耳目不聪明也。年六十阴痿，气力大衰，九窍不利，下虚上实，涕泣俱出。故曰：知之则强，不知则老。同出名异，智者察同，愚者察异。愚者不足，智者有余。有余则耳目聪明，身体轻强，年老复壮，壮者益理。是以圣人为无为之事，乐恬淡之味，能纵欲快志，得虚无之守，故寿命无穷，与天地终。此圣人之治身也。

春三月，此谓发陈。天地俱生，万物以荣。夜卧早起，广步于庭，披发缓形，以使志生。生而勿杀，与而勿夺，赏而勿罚。此春气之应，养生之道也。逆之则伤肝，夏为寒为变，奉长者少。

夏三月，此谓蕃秀。天地气交，万物华实。夜早起，毋厌于日。使志无怒，使华英成秀，使气得泄，若所爱在外。此夏气之应，养长之道也。逆之则伤心，秋为痎疟，则奉收者少，冬至重病。

秋三月，此谓容平。天气以急，地气以明。早卧早起，与鸡俱兴。使志安宁，以缓秋刑，收敛神气，使秋气平，毋外其志，使肺气清。此秋气之应，养收之道也。逆之则伤肺，冬为飧泄，则奉藏者少。

冬三月，此谓闭藏。水冰地坼，无扰乎阳。早卧晚起，必待日光。使志若伏若匿，若有私意，若已有得。去寒就温，毋泄皮肤，使气亟夺。此冬气之应，养藏之道也。逆之则伤肾，春为痿厥，则奉生者少。

天有四时五行，以生长收藏，以寒暑燥湿风。人有五脏，化为五气，以生喜怒悲忧恐。故喜怒伤气，寒暑伤形，暴怒伤阴，暴喜伤阳。故喜怒不节，寒暑失度，生乃不固。人能依时摄养，故得免其夭枉也。

仲长统曰：王侯之宫，美女兼千。卿士之家，侍妾数百。昼则以醇酒淋其骨髓，夜则房室输其血气。耳听淫声，目乐邪色，宴内不出，游外不返。王公得之于上，豪杰驰之于下。及至生产不时，字育太早，或童孺而擅气，或疾病而构精，精气薄恶，血脉不充。既出胞脏，养护无法。又蒸之以绵纩，烁之以五味，胎伤孩病而脆。未及坚刚，复纵情欲。重重相生，病病相孕。国无良医，医无审术，奸佐其间，过谬常有，会有一疾，莫能自免。当今少百岁之人者，岂非所习不纯正也。

抱朴子曰：或问所谓伤之者，岂色欲之间乎？答曰：亦何独斯哉。然长生之要，其在房中。上士知之，可以延年除病，其次不以自伐。若年当少壮，而知还阴丹以补脑，采七益于长俗者，不服药物，不失一二百岁也，但不得仙耳。不得其术者，古人方之于凌杯以盛汤，羽苞之蓄火。

又且才所不逮而强思之伤也，力所不胜而强举之伤也，深忧重恚伤也，悲哀憔悴伤也，喜乐过度伤也，汲汲所欲伤也，戚戚所患伤也，久谈言笑伤也，寝息失时伤也，挽弓引弩伤也，沉醉呕吐伤也，饱食即卧伤也，跳足喘乏伤也，欢呼哭泣伤也，阴阳不交伤也。积伤至尽，尽则早亡，尽则非道也。

是以养性之士，唾不至远，行不疾步，耳不极听，目不极视，坐不久处，立不至疲，卧不至懻。先寒而衣，先热而解。不欲极饥而食，食不可过饱。不欲极渴而饮，饮不欲过多。饱食过多则结积聚，渴饮过多则成痰癖。不欲甚劳，不欲甚逸，不欲流汗，不欲多唾。不欲奔走车马，不欲极目远望。不欲多啖生冷，不欲饮酒当风，不欲数数沐浴，不欲广志远愿，不得规造异巧。冬不欲极温，夏不欲穷凉，不欲露卧星月，不欲眠中用扇。大寒、大热、大风、大雾，皆不欲冒之。五味不欲偏多，故酸多则伤脾，苦多则伤肺，辛多则伤肝，咸多则伤心，甘多则伤肾。此五味克五脏，五行自然之理也。凡言伤者，亦不即觉也，谓久则损寿耳。

是以善摄生者，卧起有四时之早晚，兴居有至和之常制。调利筋骨，有偃仰之方。祛疾闲邪，有吐纳之术。流行荣卫，有补泻之法。节宣劳逸，有与夺之要。忍怒以全阴，抑喜以养阳。然后先服草木以救亏缺，后服金丹以定无穷。养性之理尽于此矣。

夫欲快意任怀，自谓达识知命，不泥异端，极情肆力，不劳持久者，闻此言也，虽风之过耳，电之经目，不足喻也。虽身枯于留连之中，气绝于绮纨之际，而甘心焉，亦安可告之以养性之事哉。匪惟不纳，乃谓妖讹也。而望彼信之，所谓以明鉴给矇瞽，以丝竹娱聋夫者也。

魏武与皇甫隆令曰：闻卿年出百岁，而体力不衰，耳目聪明，颜色和悦，此盛事也。所服食、施行、道引，可得闻乎？若有可传，想可密示封内。

隆上疏对曰：臣闻天地之性，惟人为贵。人之所贵，莫贵于生。唐荒无始，劫运无穷。人生其间，忽如电过。每一思此，罔然心热。生不再来，逝不可追。何不抑情养性以自保惜。

今四海垂定，太平之际，又当须展才布德，当由万年。万年无穷，当由修道。道甚易知，但莫能行。臣常闻道人蒯京已年一百七十八，而甚丁壮。言人当朝朝服食玉泉、啄齿，使人丁壮有颜色，去三虫而坚齿。玉泉者，口中唾也。朝旦未起，早嗽津令满口乃吞之；啄齿二七遍。如此者乃名曰练精。

嵇康云：穰岁多病，饥年少疾。信哉不虚。是以关中土地，俗好俭啬，厨膳肴羞，不过菹酱而已，其人少病而寿。江南岭表，其处饶足，海陆鲑肴，无所不备，土俗多疾而人早夭。北方仕子，游宦至彼，遇其丰赡，以为福佑所臻。是以尊卑长幼，恣口食啖。夜长醉饱，四体热闷，赤露眠卧，宿食不消。未逾期月，大小皆病。或患霍乱、脚气、胀满，或寒热疟痢，恶核疔肿，或痈疽、痔漏，或偏风猥退，不知医疗，以至于死。凡如此者，比肩皆是，惟云不习水土，都不知病之所由。静言思之，可谓太息者也。学者先须识此，以自诫慎。

抱朴子曰：人之一身，一国之象也。胸腹之位，犹宫室也。四肢之列，犹郊境也。骨节之分，犹百官也。神犹君也，血犹臣也，气犹民也，知治身则能治国也。夫爱其民，所以安其国。惜其气，所以全其身。民散则国亡，气竭则身死。死者不可生也，亡者不可存也。

是以至人消未起之患，治未病之疾，医之于无事之前，不追于既逝之后。夫人难养而易危也，气难清而易浊也，故能审威德所以保社稷，割嗜欲所以固血气，然后真一存焉，三一守焉，百病却焉，年寿延焉。

二、千金要方·道林养性

真人曰：虽常服饵而不知养性之术，亦难以长生也。养性之道，常欲小劳，但莫大疲及强所不能堪耳。且流水不腐，户枢不蠹，以其运动故也。

养性之道，莫久行久立，久坐久卧，久视久听。盖以久视伤血，久卧伤气，久立伤骨，久坐伤肉，久行伤筋也。仍莫强食，莫强酒，莫强举重，莫忧思，莫大怒，莫悲愁，莫大惧，莫跳踉，莫多言，莫大笑。勿汲汲于所欲，勿悁悁怀忿恨，皆损寿命。若能不犯者，则得长生也。

故善摄生者，常少思，少念，少欲，少事，少语，少笑，少愁，少乐，少喜，少怒，少好，少恶。行此十二少者，养性之都契也。多思则神殆，多念则志散，多欲则志昏，多事则形劳，多语则气乏，多笑则脏伤，多愁则心慑，多乐则意溢，多喜则忘错昏乱，多怒则百脉不定，多好则专迷不理，多恶则憔悴无欢。此十二多不除，则荣卫失度，血气妄行，丧生之本也。惟无多无少者，几于道矣。是知勿外缘者，真人初学道之法也。若能如此者，可居温疫之中无忧疑矣。

既屏外缘，会须守五神（肝、心、脾、肺、肾），从四正（言、行、坐、立）。言最不得浮思妄念，心想欲事，恶邪大起。故孔子曰：思无邪也。

常当习黄帝内视法，存想思念，令见五脏如悬磬，五色了了分明，勿辍也。仍于每旦初起，面向午，展两手于膝上，心眼观气，上入顶，下达涌泉，旦旦如此，名曰迎气。常以鼻引气，口吐气，小微吐之，不得开口。复欲得出气少，入气多。每欲食，送气入腹，每欲食气为主人也。

凡心有所爱，不用深爱。心有所憎，不用深憎。并皆损性伤神。亦不用深赞，亦不用深毁，常须运心于物平等。如觉偏颇，寻改正之。

居贫勿谓常贫，居富莫谓常富。居贫富之中，常须守道，勿以贫富易志改性。识达道理，似不能言。有大功德，勿自矜伐。美药勿离手，善言勿离口，乱想勿经心。常以深心至诚，恭敬于物。慎勿诈善，以悦于人。终身为善，为人所嫌，勿得起恨。事君尽礼，人以为谄，当以道自平其心。道之所在，其德不孤。勿言行善不得善报，以自怨仇。

居处勿令心有不足，若有不足，则自抑之，勿令得起。人知止足，天遗其禄。所至之处，勿得多求，多求则心自疲而志苦。若夫人之所以多病，当由不能养性。平康之日，谓言常然，纵情恣欲，心所欲得，则便为之，不拘禁忌，欺罔幽明，无所不作。自言适性，不知过后，一一皆为病本。及两手摸空，白汗流出，口唱皇天，无所逮及。皆以生平粗心，不能自察，一至于此。但能少时内省身心，则自知见行之中皆长诸疴，将知四百四病，身手自造，本非由天。及一朝病发，和缓不救。方更诽谤医药无效，神仙无灵。故有智之人，爱惜性命者，当自思念，深生耻愧，诫勒身心，常修善事也。

至于居处，不得绮糜华丽，令人贪婪无厌，乃患害之源。但令雅素净洁，无风雨暑湿为佳。衣服器械，勿用珍玉金宝，增长过失，使人烦恼根深。厨膳勿使脯肉丰盈，常令俭约为佳。然后行作鹅王步，语作含钟声，眠作狮子卧（右胠胁着地坐脚也），每日自咏歌云：美食须熟嚼，生食不粗吞。问我居止处，大宅总林村。胎息守五脏，气至骨成仙。又歌曰：日食三个毒，不嚼而自消。锦绣为五脏，身着粪扫袍。

修心既平，又须慎言语。凡言语读诵，常想声在气海中（脐下也）。每日初入后，勿言语读诵，宁待平旦也。旦起欲专言善事，不欲先计校钱财。又食上不得语，语而食者，常患胸背痛。亦不用寝卧多言笑，寝不得语言者，言五脏如钟磬，不悬则不可发声。行不得语，若欲语须住乃语，行语则令人失气。冬至日，止可语不可言。自言曰言，答人曰语。言有人来问，不可不答，自不可发言也。仍勿触冷开口大语为佳。

言语既慎，仍节饮食。是以善养性者，先饥而食，先渴而饮。食欲数而少，不欲顿而多，则难消也。常欲令如饱中饥，饥中饱耳。盖饱则伤肺，饥则伤气，咸则伤筋，醋则伤骨。故每学淡食，食当熟嚼，使米脂入腹，勿使酒脂入肠。人之当食，须去烦恼（暴数为烦，侵触为恼）。如食五味，必不得暴嗔，多令人神惊，夜梦飞扬。每食不用重肉，喜生百病。常须少食肉，多食饭，及少菹菜，并勿食生菜、生米、小豆、陈臭之物。勿饮浊酒食面，使塞气孔。勿食生肉伤胃，一切肉惟须煮烂，停冷食之，食毕当嗽口数过，令人牙齿不败、口香。热食讫，以冷醋浆嗽口者，令人口气常臭，作齿病。又诸热食咸物后，不得饮冷醋浆水，喜失声成尸咽。凡热食汗出，勿当风，发痓头痛，令人目涩多睡。每食讫，以手摩面及腹，令津液通流。食毕当行步踌躇，计使中数里来，行毕使人以粉摩腹上数百遍，则食易消，大益人，令人能饮食，无百病，然后有所修为为快也。饱食即卧，乃生百病，不消成积聚。饱食仰卧，成气痞，作头风。触寒来者，寒未解食热食，成刺风。人不得夜食。

又云：夜勿过醉饱食，勿精思，为劳苦事，有损余虚，损人。常须日在巳时食讫，则不须饮酒，终身无干呕。勿食父母本命所属肉，令人命不长。勿食自己本命所属肉，令人魂魄飞扬。勿食一切脑，大损人。茅屋漏水堕诸脯肉上，食之成瘕结。凡曝肉作脯不肯干者，害人。祭神肉无故自动，食之害人。饮食上蜂行住，食之必有毒，害人。腹内有宿病，勿食陵鲤鱼肉，害人。湿食及酒浆临上看之，不见人物影者，勿食之，成卒注。若已食腹胀者，急以药下之。

每十日一食葵。葵滑，所以通五脏拥气，又是菜之主，不用合心食之。又饮酒不欲使多，多则速吐之为佳，勿令至醉，即终身百病不除。久饮酒者，腐烂肠胃，渍髓蒸筋，伤神损寿。醉不可以当风向阳，令人发强。又不可当风卧，不可令人扇之，皆即得病也。醉不可露卧及卧黍穰中，发癞疮。醉不可强食，或发痈疽，或发暗，或生疮。醉饱不可以走车马及跳踯。醉不可以接房。醉饱交接，小者面皯、咳嗽，大者伤绝脏脉损命。

凡人饥，欲坐小便。若饱，则立小便，慎之无病。又忍尿不便，膝冷成痹。忍大便不出，成气痔。小便勿努，令两足及膝冷。大便不用呼气及强努，令人腰疼目涩，宜任之佳。凡遇山水坞中出泉者，不可久居，常食作瘿病。又深阴地冷水不可饮，必作痎疟。

饮食以调，时慎脱着。凡人旦起着衣，反者便着之吉。衣光者当户三振之，曰：殃去，吉。湿衣及汗衣，皆不可久着，令人发疮及风瘙。大汗能易衣佳，不易者急洗之。不尔，令人小便不利。凡大汗勿偏脱衣，喜得偏风半身不遂。春天不可薄衣，令人伤寒霍乱、食不消、头痛。

脱着既时，须调寝处。凡人卧，春夏向东，秋冬向西。头勿北卧，及墙北亦勿安床。凡欲眠，勿歌咏，不祥起。上床坐先脱左足，卧勿当舍脊下。卧讫勿留灯烛，令魂魄及六神不安，多愁怨。人头边勿安火炉，日久引火气，头重目赤，睛及鼻干。夜卧当耳勿有孔，吹入即耳聋。夏不用露面卧，令人面皮厚，喜成癣，或作面风。冬夜勿覆其头，得长寿。

凡人眠，勿以脚悬踏高处，久成肾水及损房，足冷。人每见十步直墙，勿顺墙卧，风利吹人，发癫及体重。人汗勿跂床悬脚，久成血痹，两足重，腰疼。又不得昼眠，令人失气。卧勿大语，损人气力。暮卧常习闭口，口开即失气，且邪恶从口入，久而成消渴及失血色。屈膝侧卧，益人气力，胜正偃卧。按孔子不尸卧，故曰：睡不厌踧，觉不厌舒。凡人舒睡，则有鬼痛魔邪。凡眠先卧心，后卧眼。人卧一夜，当作五度反覆，常逐更转。

凡人夜魇，勿燃灯唤之，定死无疑，暗唤之吉。亦不得近而急唤。夜梦恶不须说，旦以水面东方潠之，咒曰：恶梦著草木，好梦成宝玉，即无咎矣。又梦之善恶，并勿说为吉。

衣食寝处皆适，能顺时气者，始尽养生之道。故善摄生者，无犯日月之忌，无失岁时之和。须知一日之忌，暮无饱食。一月之忌，晦无大醉。一岁之忌，暮无远行。终身之忌，暮无燃烛行房。暮常护气也。

凡气冬至起于涌泉，十一月至膝，十二月至股，正月至腰，名三阳成。二月至膊，三月至项，四月至顶，纯阳用事，阴亦放此。故四月、十月不得入房，避阴阳纯用事之月也。每冬至日，于北壁下厚铺草而卧，云受元气。每八月一日以后，即微火暖足，勿令下冷无生意。常欲使气在下，勿欲泄于上。春冻未判，衣欲下厚上薄，养阳收阴，继世长生。养阴收阳，祸则灭门。

故云：冬时天地气闭，血气伏藏，人不可作劳出汗，发泄阳气，有损于人也。又云：冬日冻脑，春秋脑足俱冻，此圣人之常法也。春欲晏卧早起，夏及秋欲侵夜乃卧早起，冬欲早卧而晏起，皆益人。虽云早起，莫在鸡鸣前。虽言晏起，莫在日出后。

凡冬月忽有大热之时，夏月忽有大凉之时，皆勿受之。人有患天行时气者，皆由犯此也，即须调气息，使寒热平和，则免患也。每当腊日，勿歌舞，犯者必凶。常于正月寅日烧白发，吉。凡寅日剪手甲，午日剪足甲，又烧白发，吉。